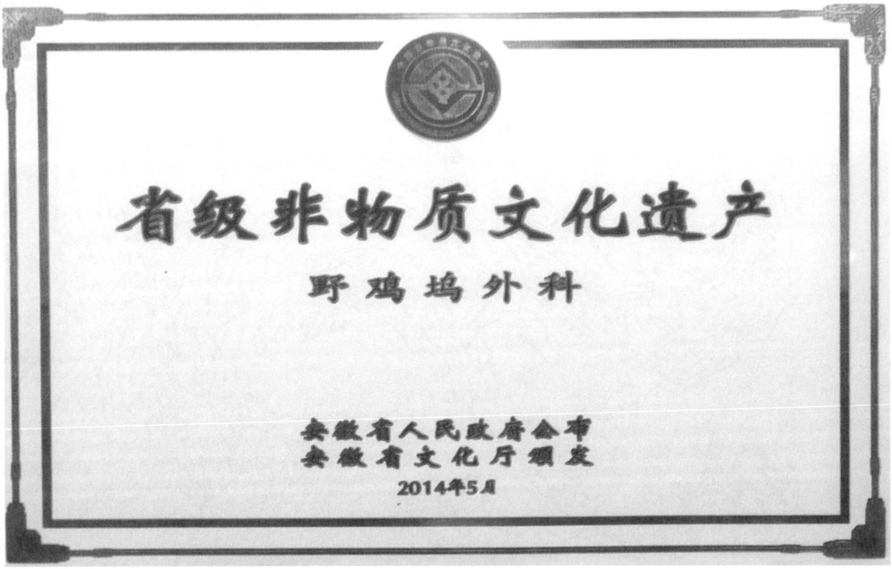

安徽省省级非物质文化遗产项目“野鸡坞外科”牌匾

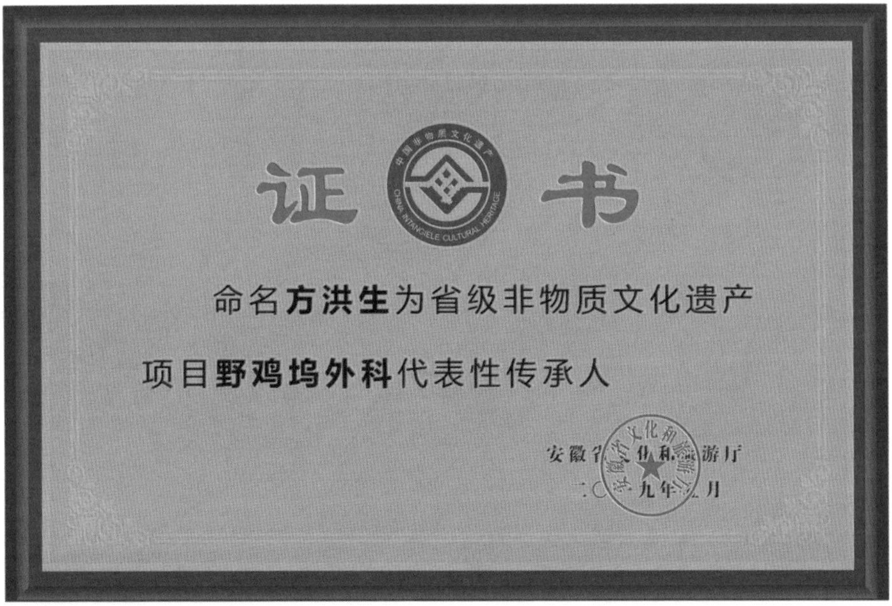

安徽省省级非物质文化遗产项目“野鸡坞外科”代表性传承人证书

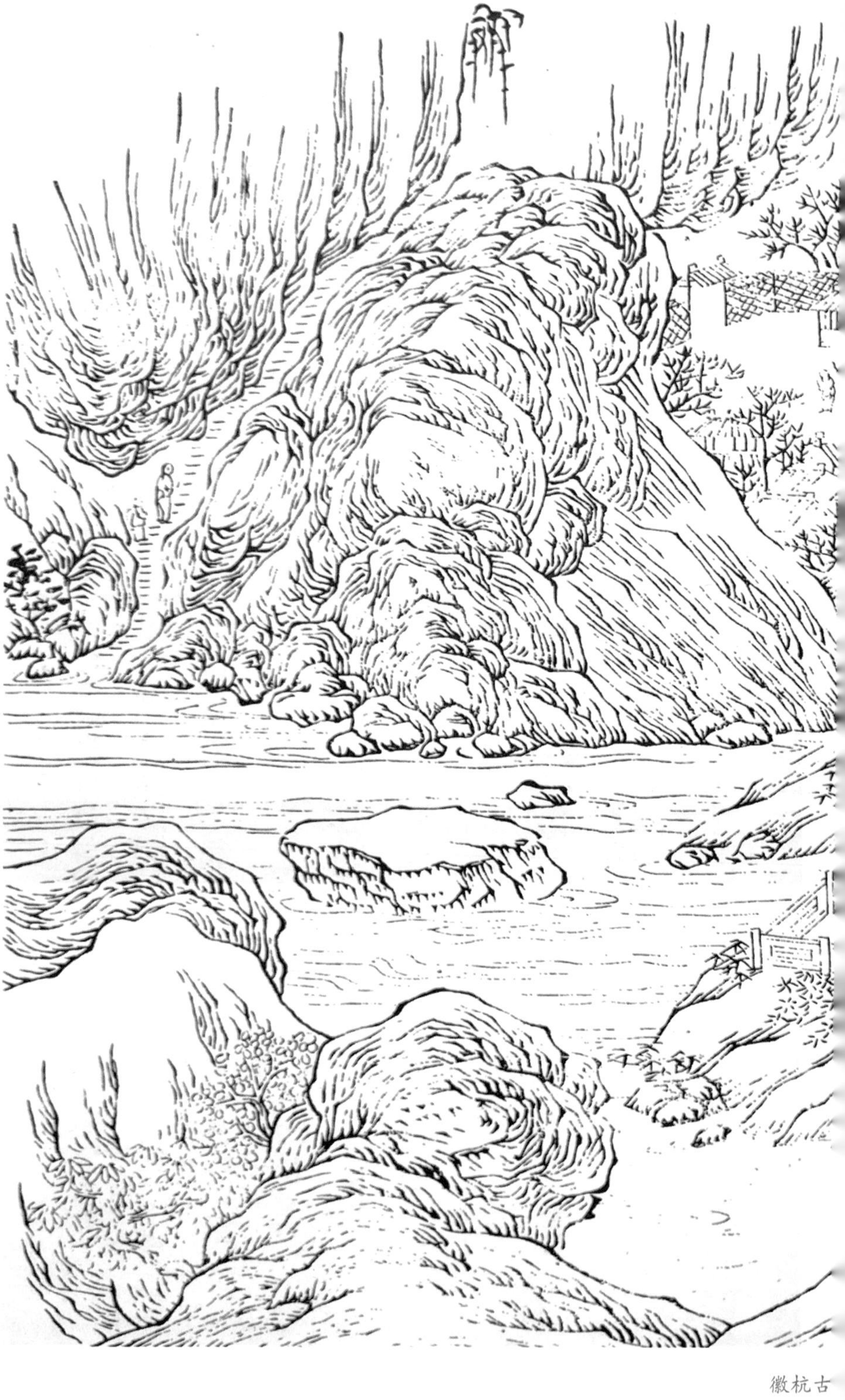

徽杭古

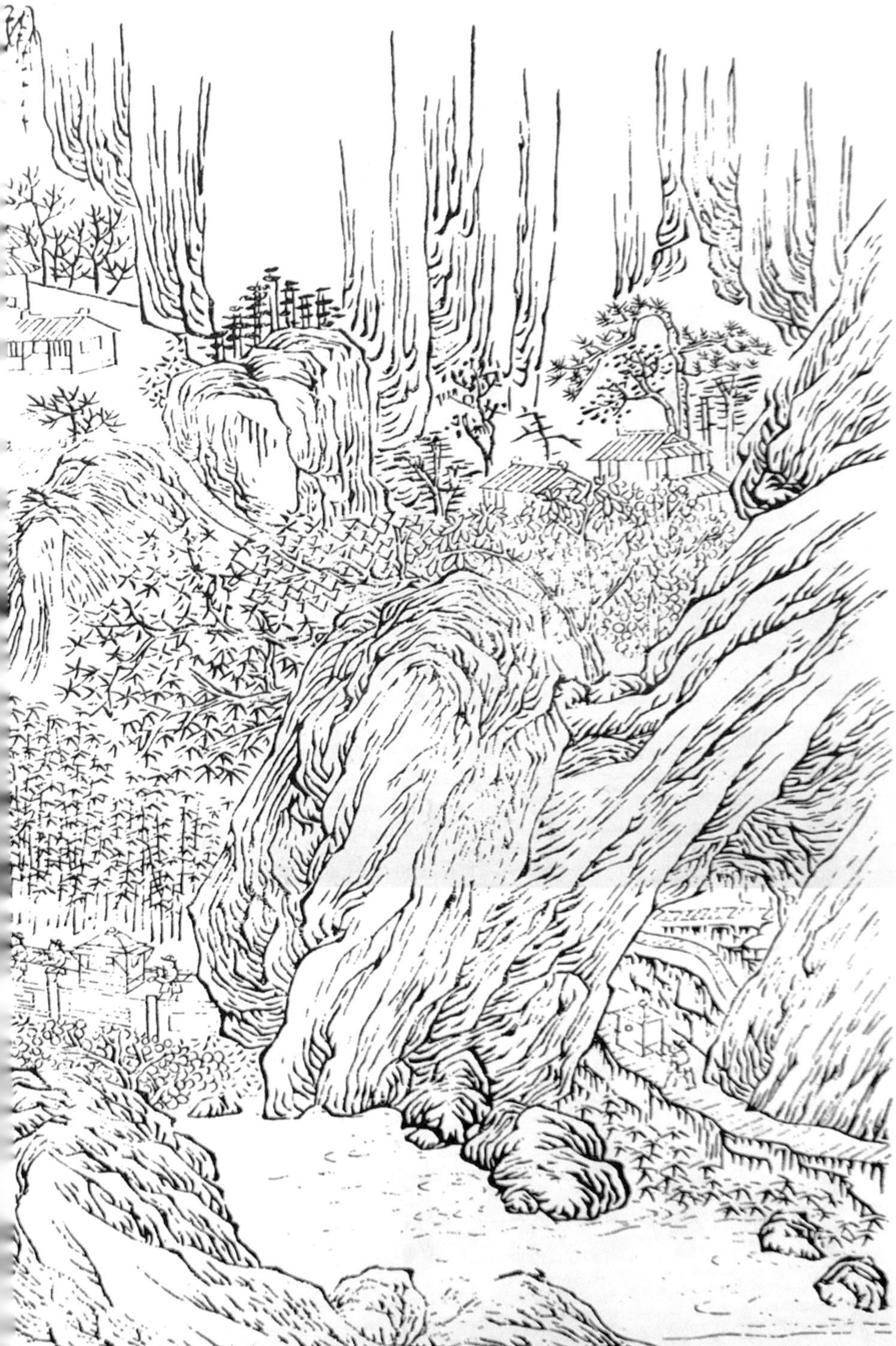

坞地形手绘图

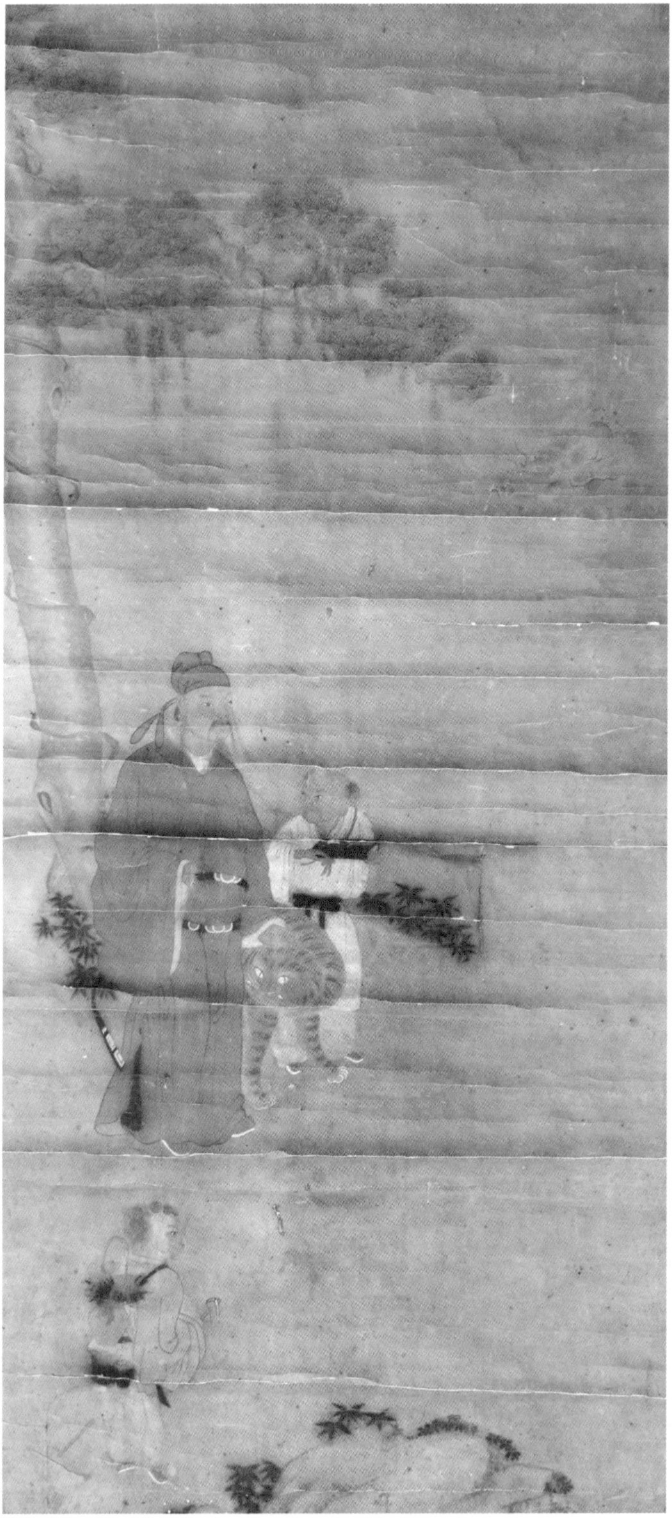

野鸡坞外科祖师画像

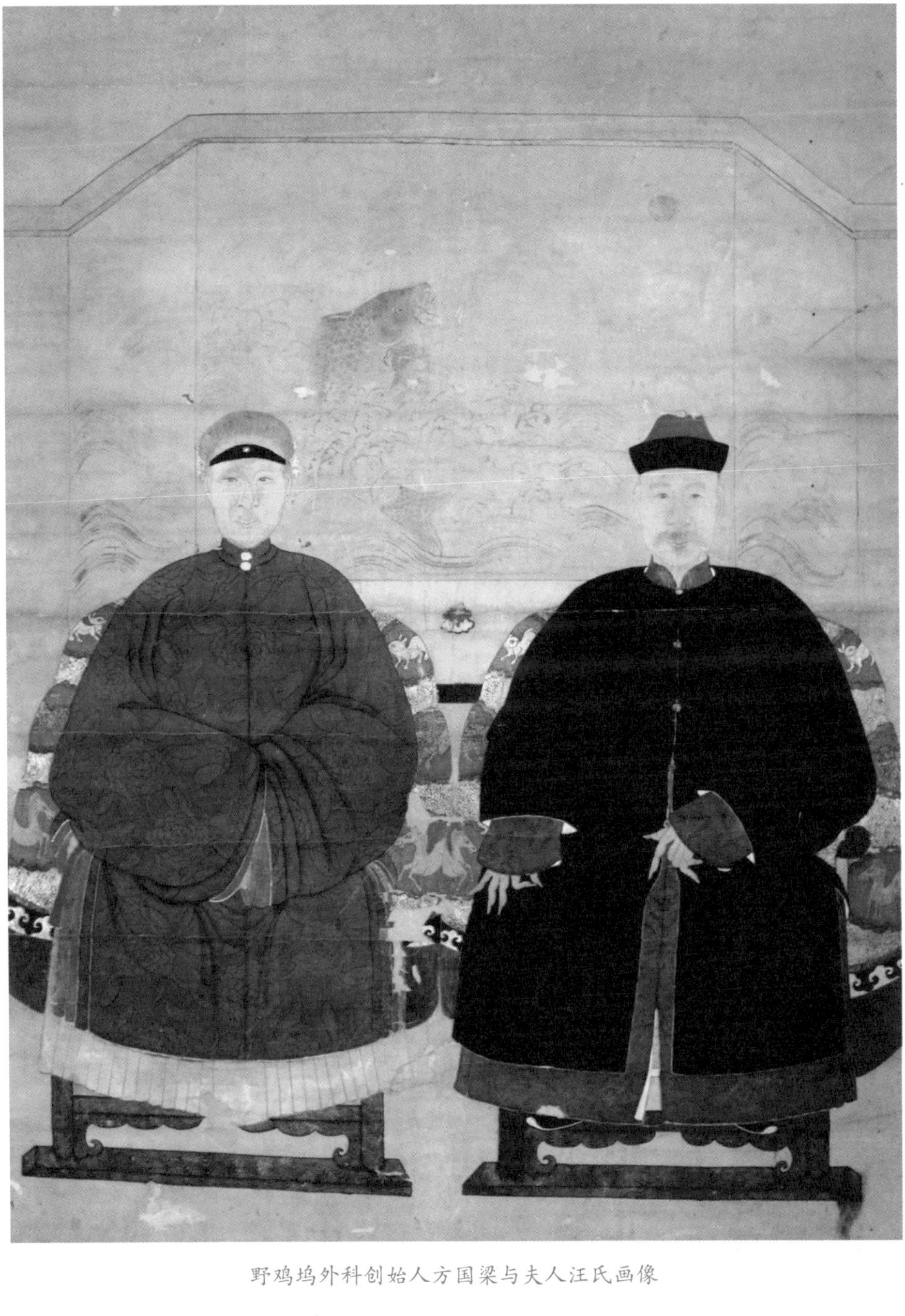

野鸡坞外科创始人方国梁与夫人汪氏画像

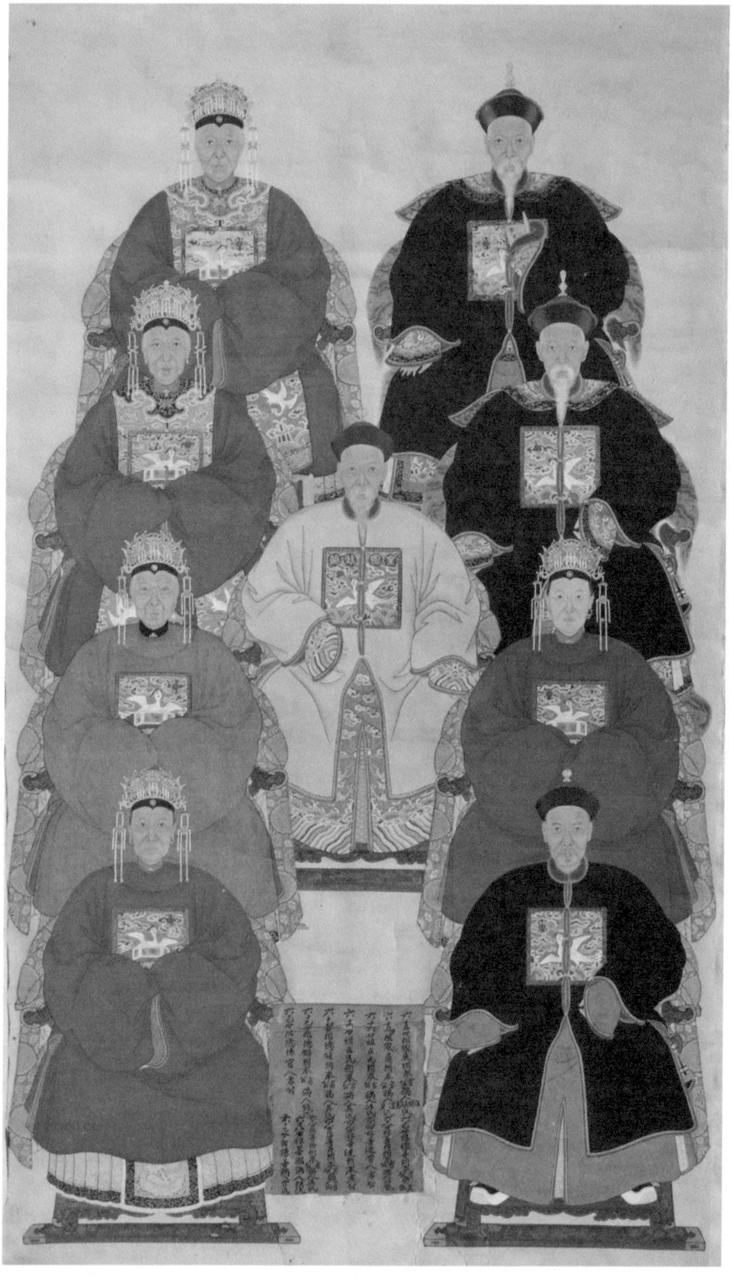

野鸡坞外科传承人画像

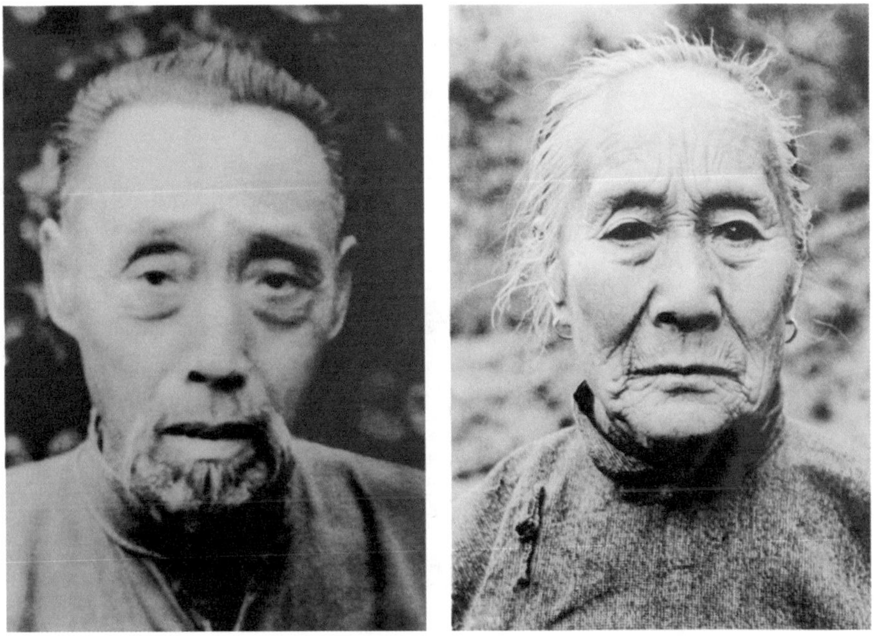

野鸡坞外科第七代传承人方德锠与夫人方翠花

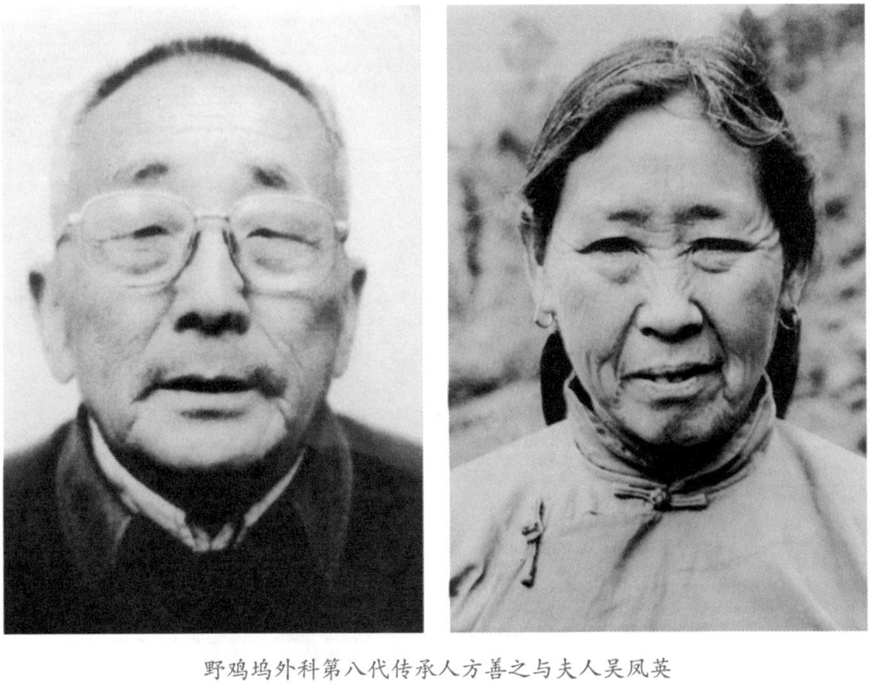

野鸡坞外科第八代传承人方善之与夫人吴凤英

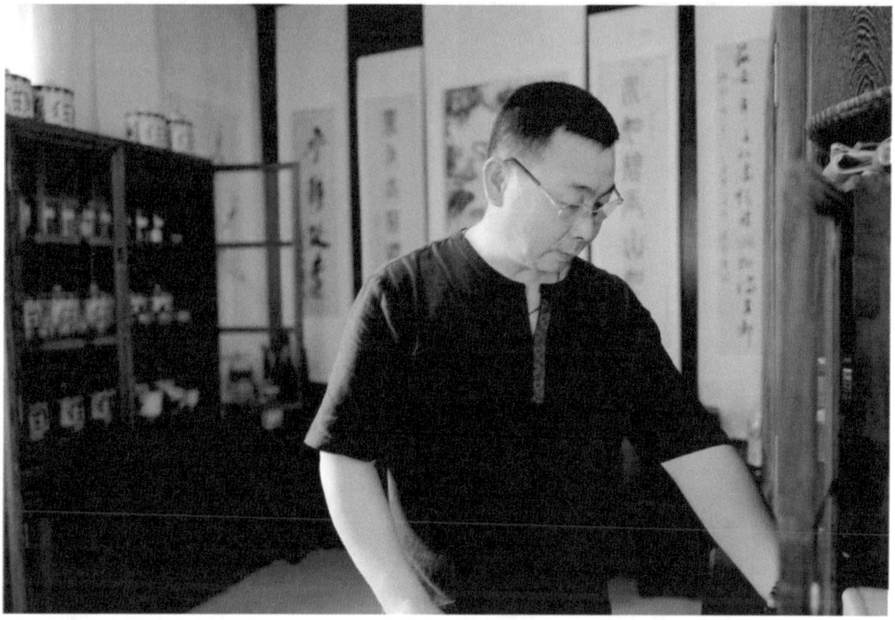

野鸡坞外科第九代传承人方洪生

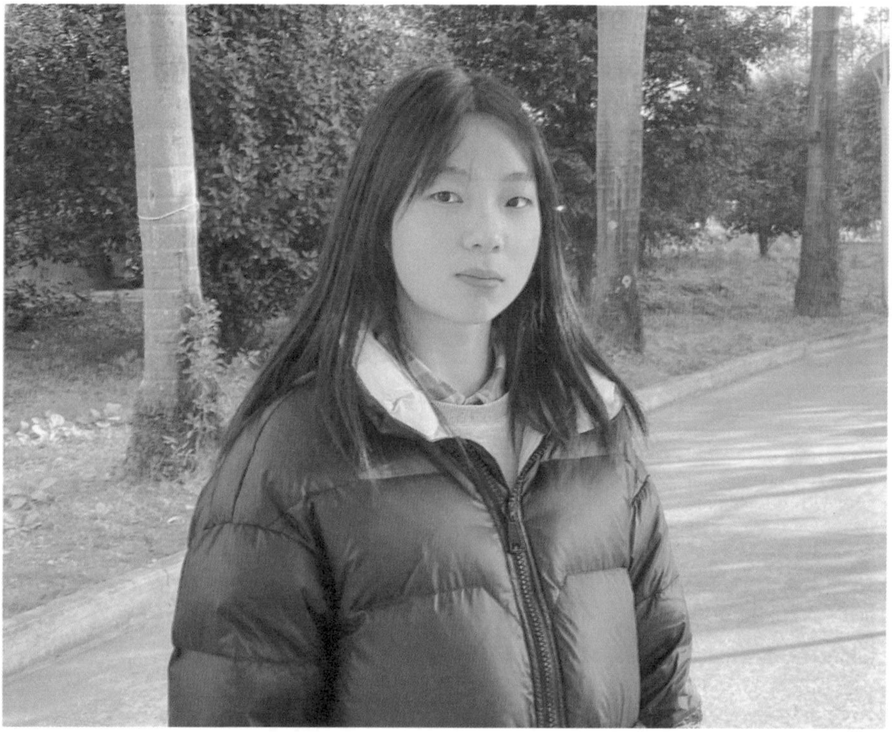

野鸡坞外科第十代传承人方雯清

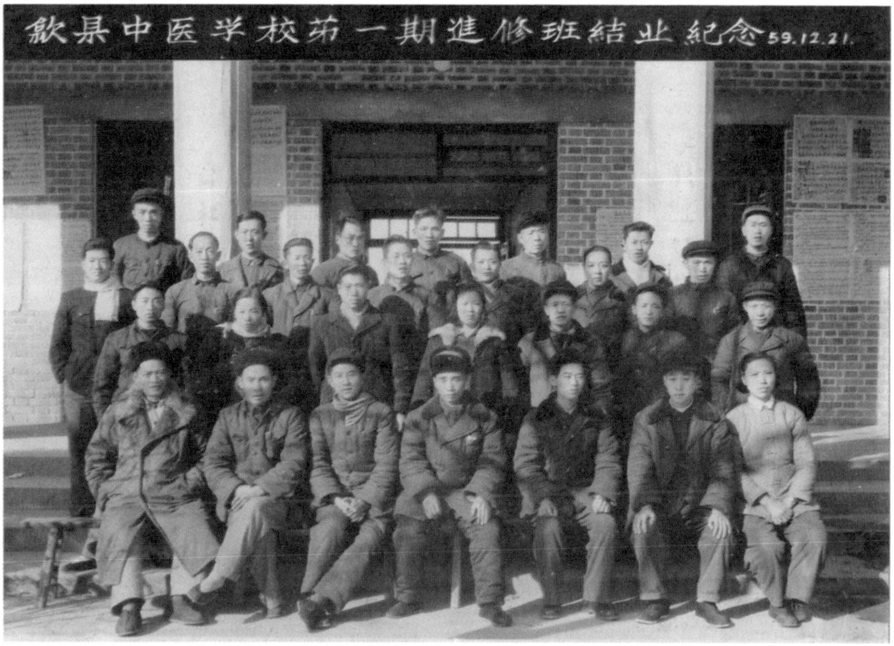
歙县中医学校第一期進修班結业紀念59.12.21.

1959年,野鸡坞外科第八代传承人方善之在歙县中医学校进修

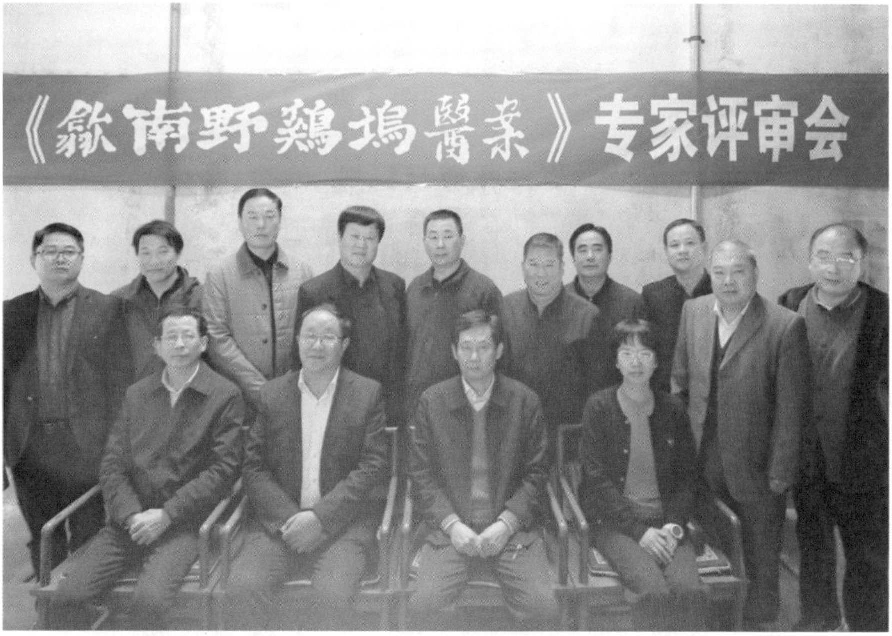
《歙南野鷄塢醫案》专家评审会

2021年秋,新安医学中医名家、中医古籍专家、中医文献专家在野鸡坞古宅召开评审会

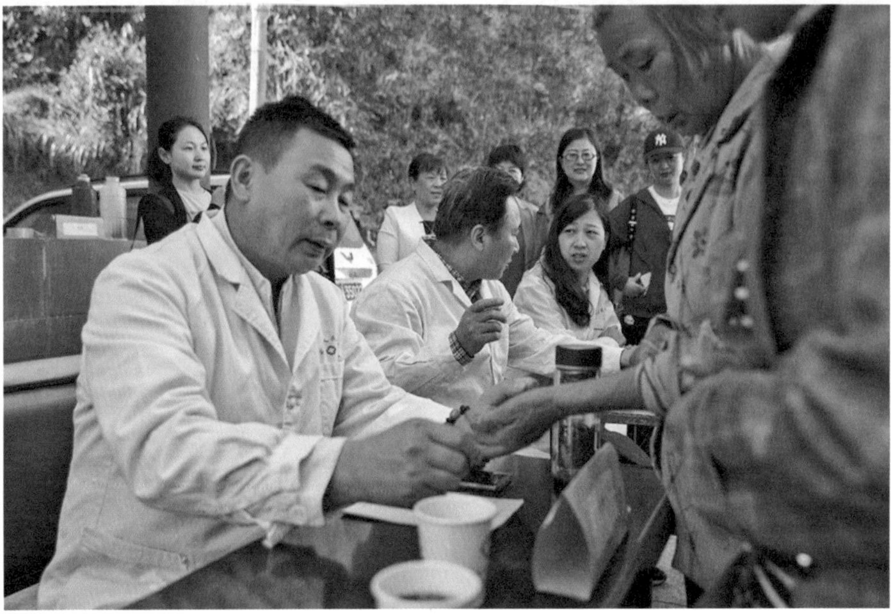

方洪生为群众义诊

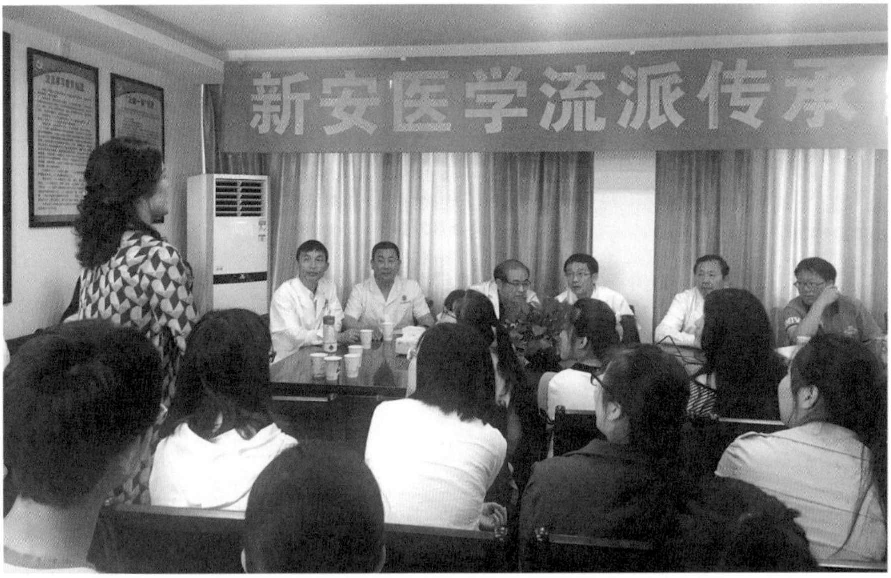

方洪生与安徽中医药大学学生进行新安医学传承交流

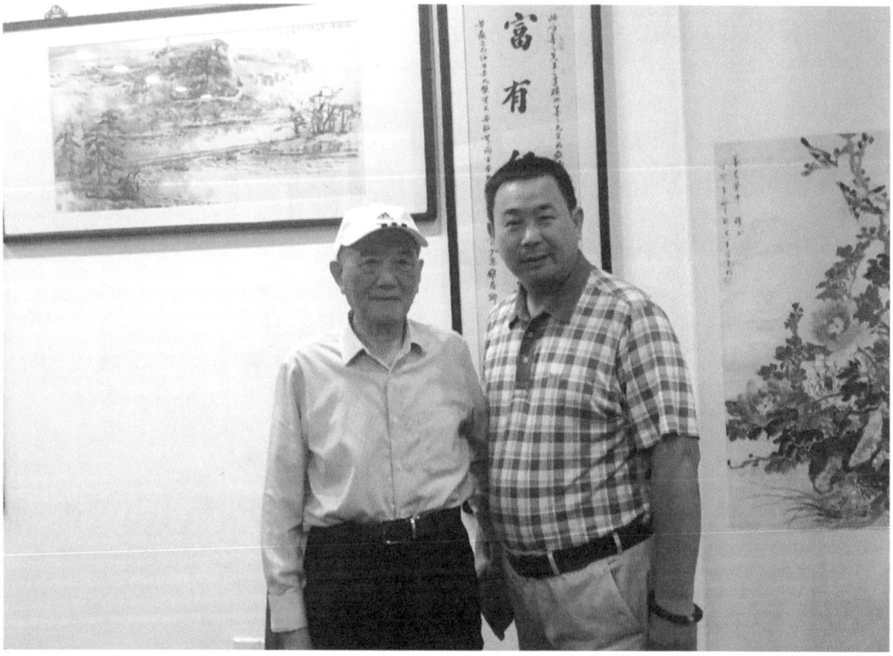

国医大师徐经世到野鸡坞外科非遗传承工作室交流指导

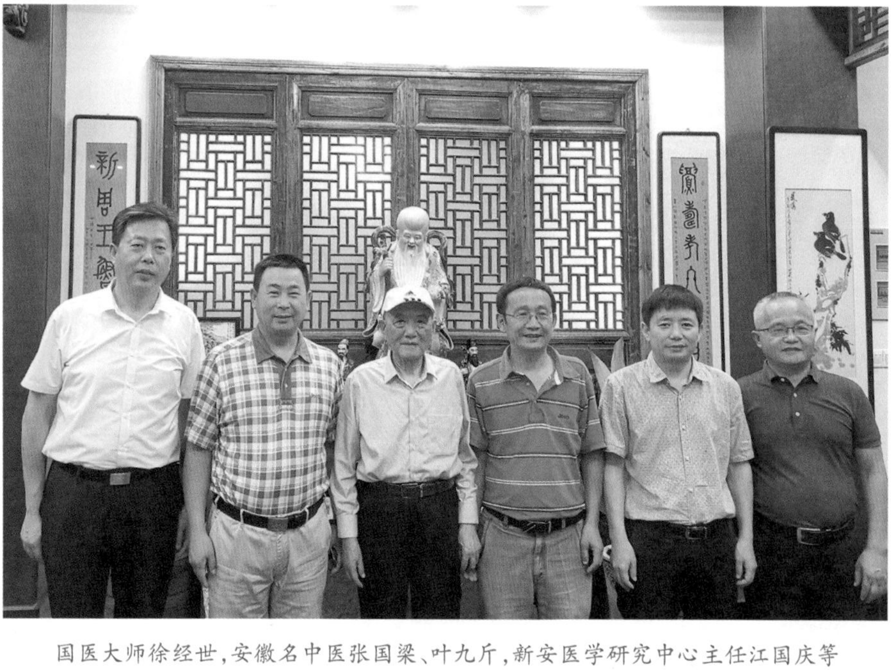

国医大师徐经世，安徽名中医张国梁、叶九斤，新安医学研究中心主任江国庆等到野鸡坞外科非遗传承工作室交流指导

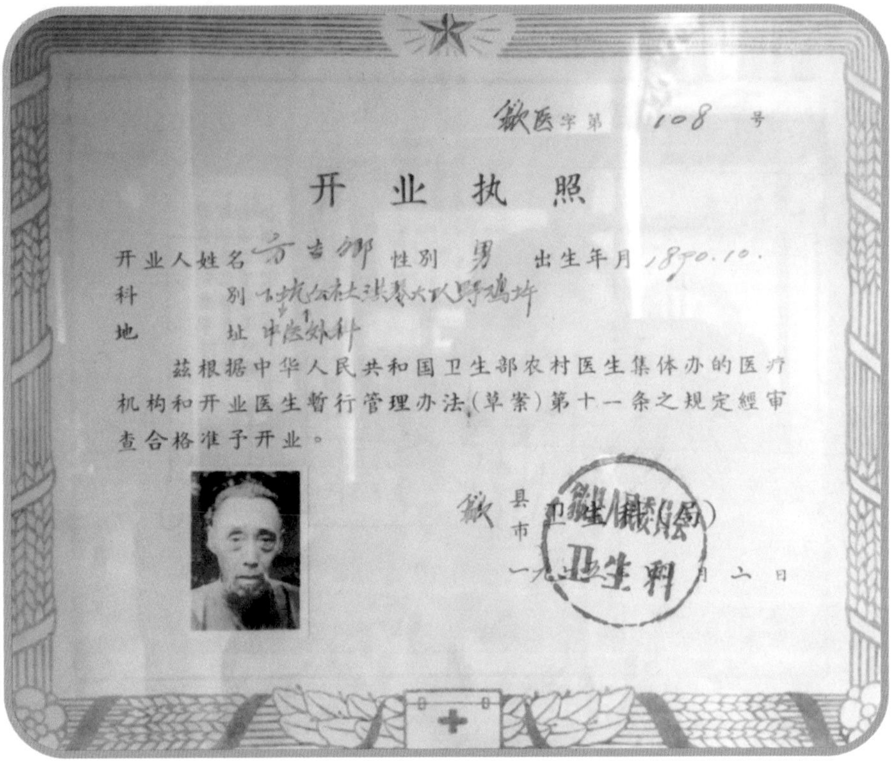

歙医字第 108 号

开业执照

开业人姓名 方吉卿 性别 男 出生年月 1890.10.

科 别 下坑公社洪琴大队野鸡坞

地 址 中医外科

兹根据中华人民共和国卫生部农村医生集体办的医疗机构和开业医生暂行管理办法(草案)第十一条之规定經审查合格准予开业。

歙县市卫生科(局)

一九 月 二 日

野鸡坞外科第七代传承人方德锠(字吉卿)的行医执照

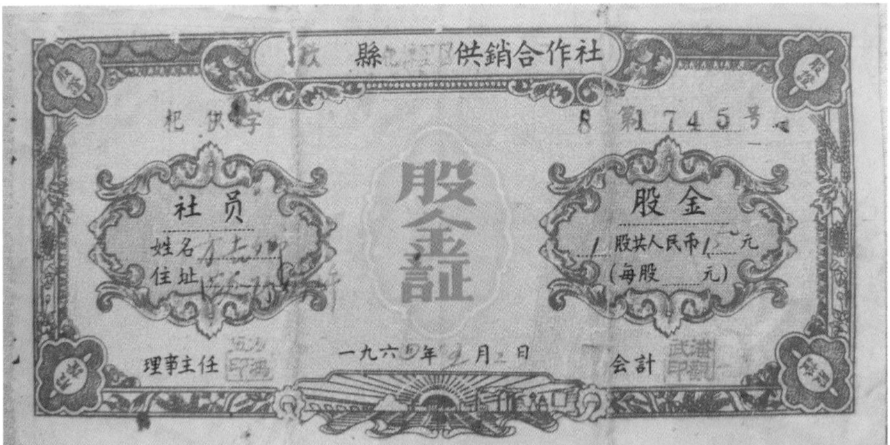

歙县 供銷合作社

杞供字 第1745号

股金証

社员

姓名 方吉卿

住址

股金

1 股共人民币 元

(每股 元)

理事主任 一九六 年 月 日 会計

野鸡坞外科第七代传承人方德锠(字吉卿)行医诊费入合作社凭证

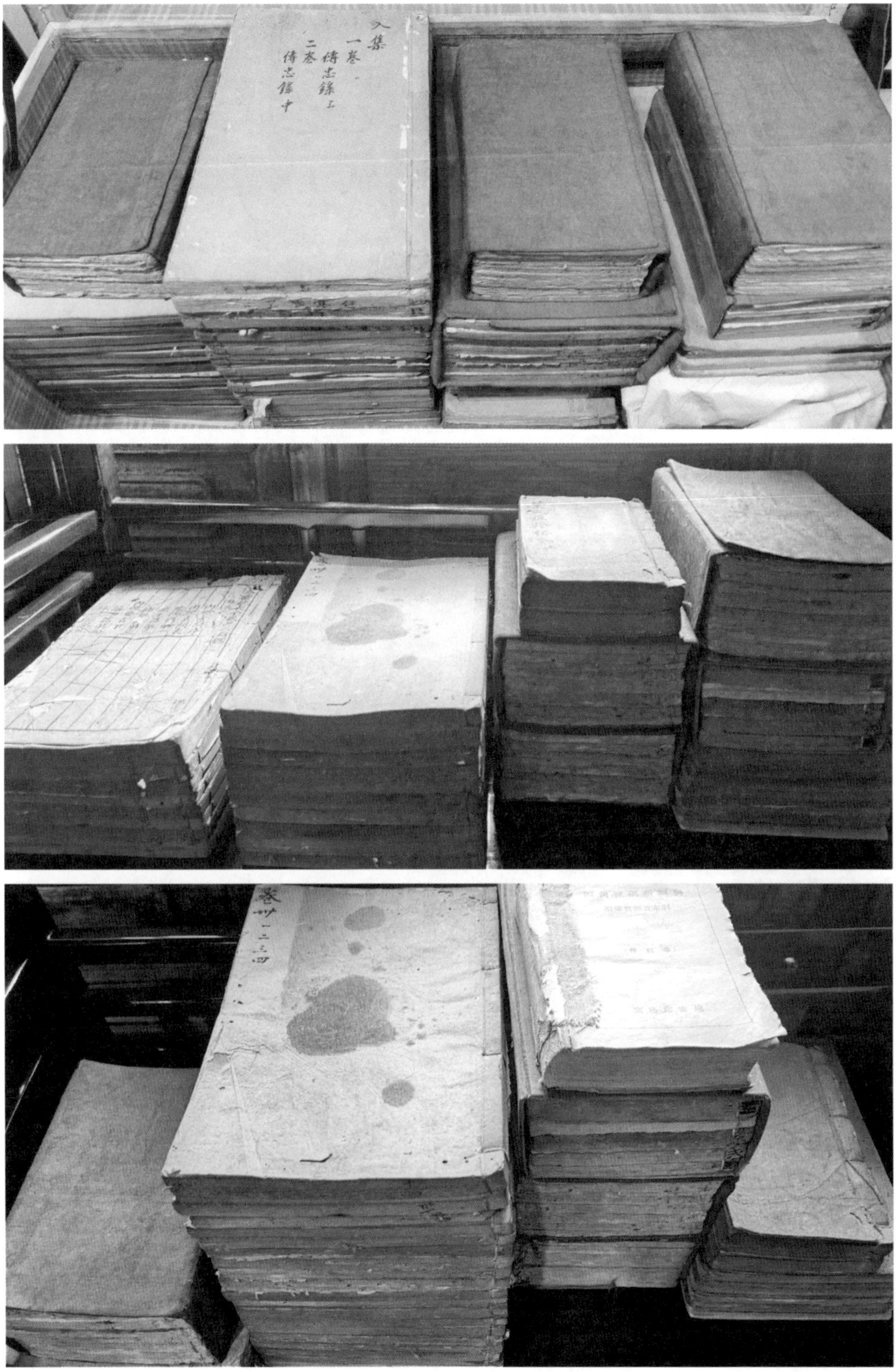

野鸡坞外科历代古籍藏书(1)

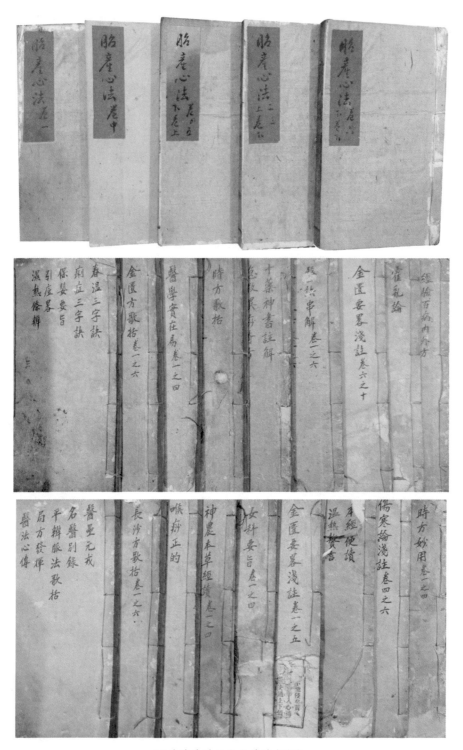

野鸡坞外科历代古籍藏书(2)

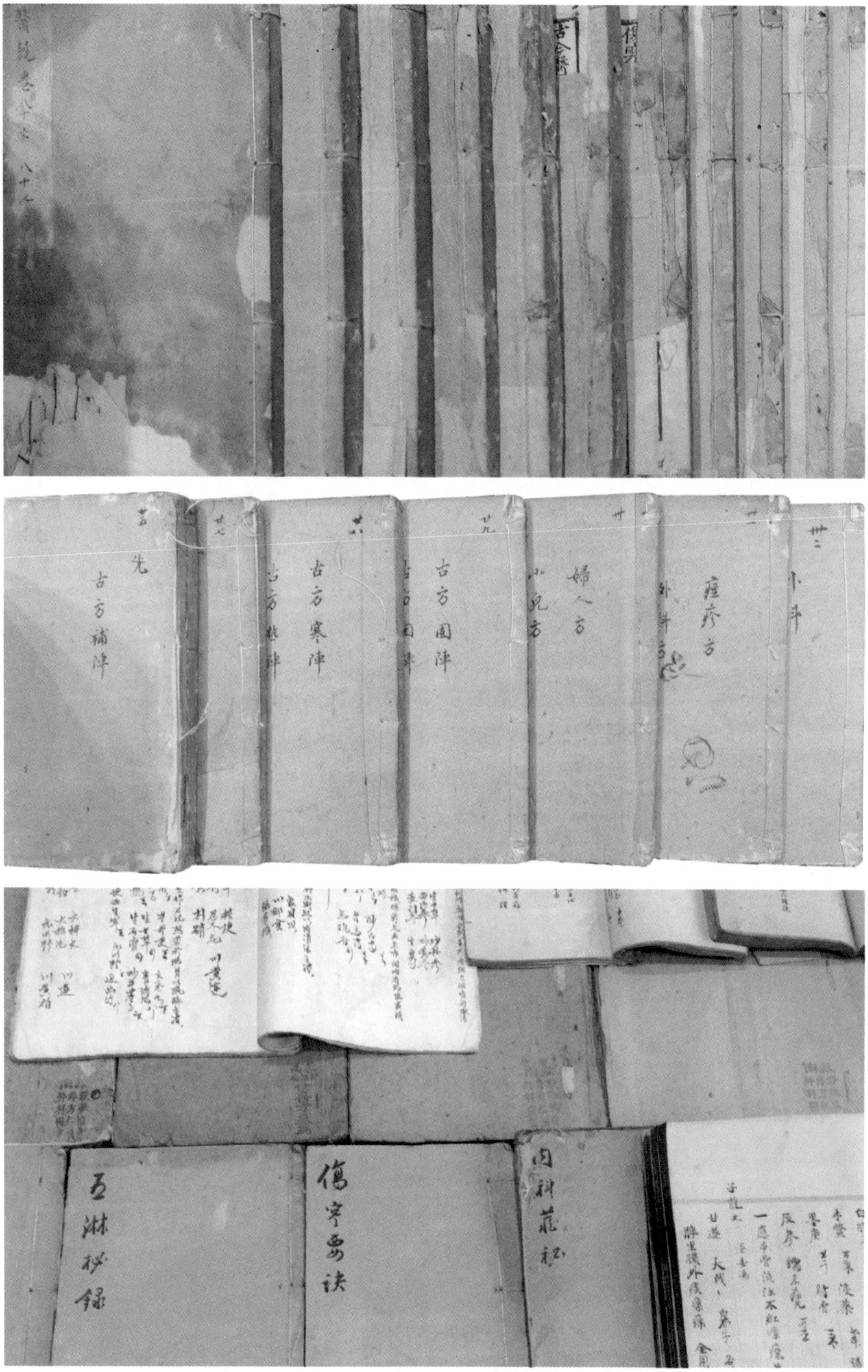

野鸡坞外科历代古籍藏书(3)

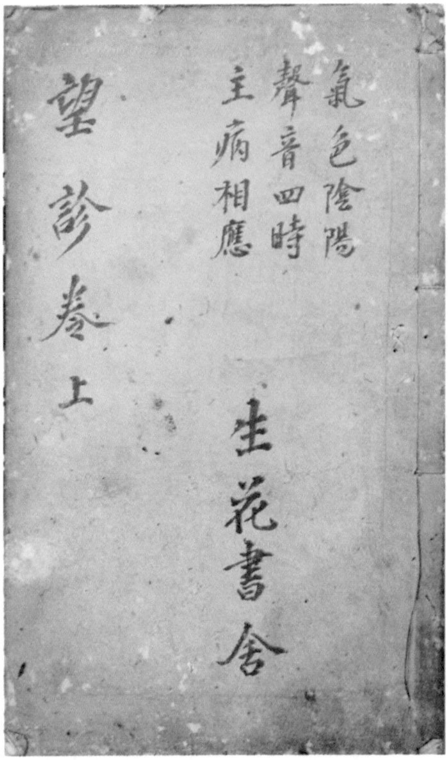

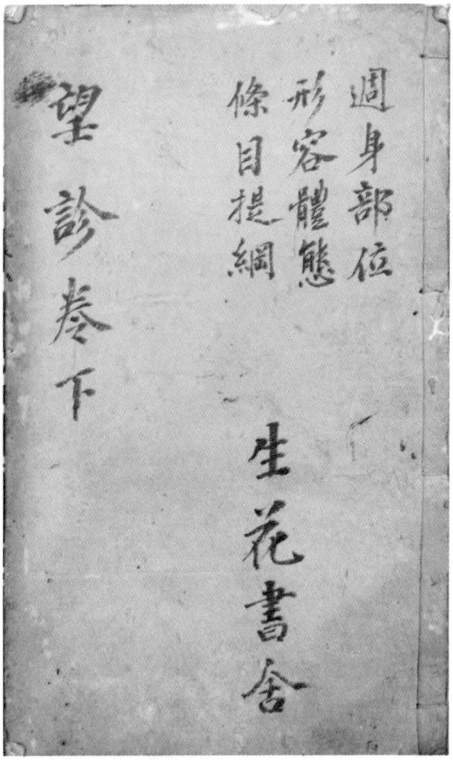

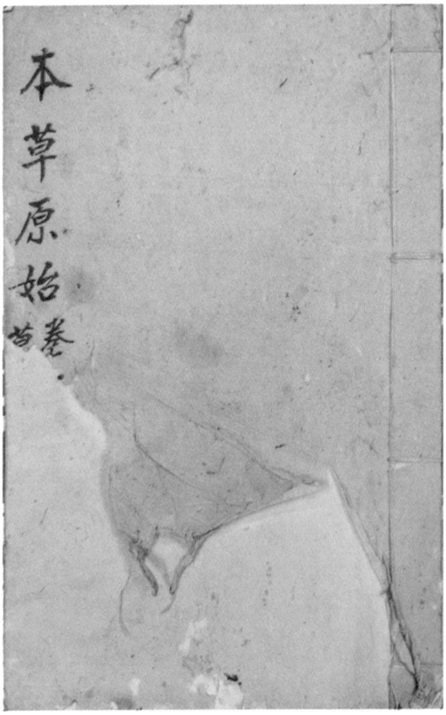

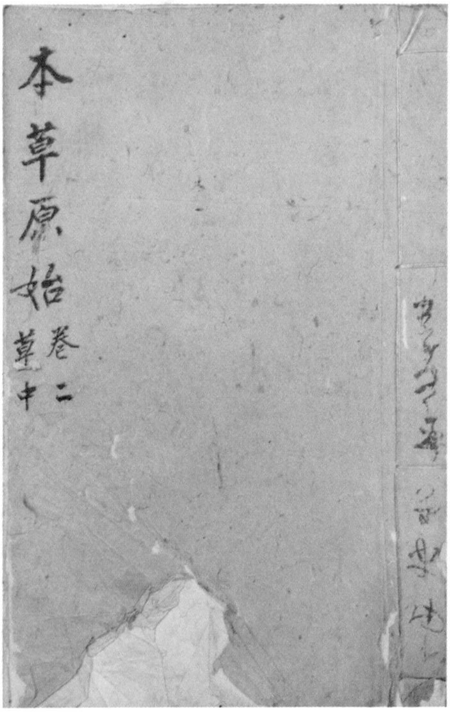

野鸡坞外科历代古籍藏书(4)

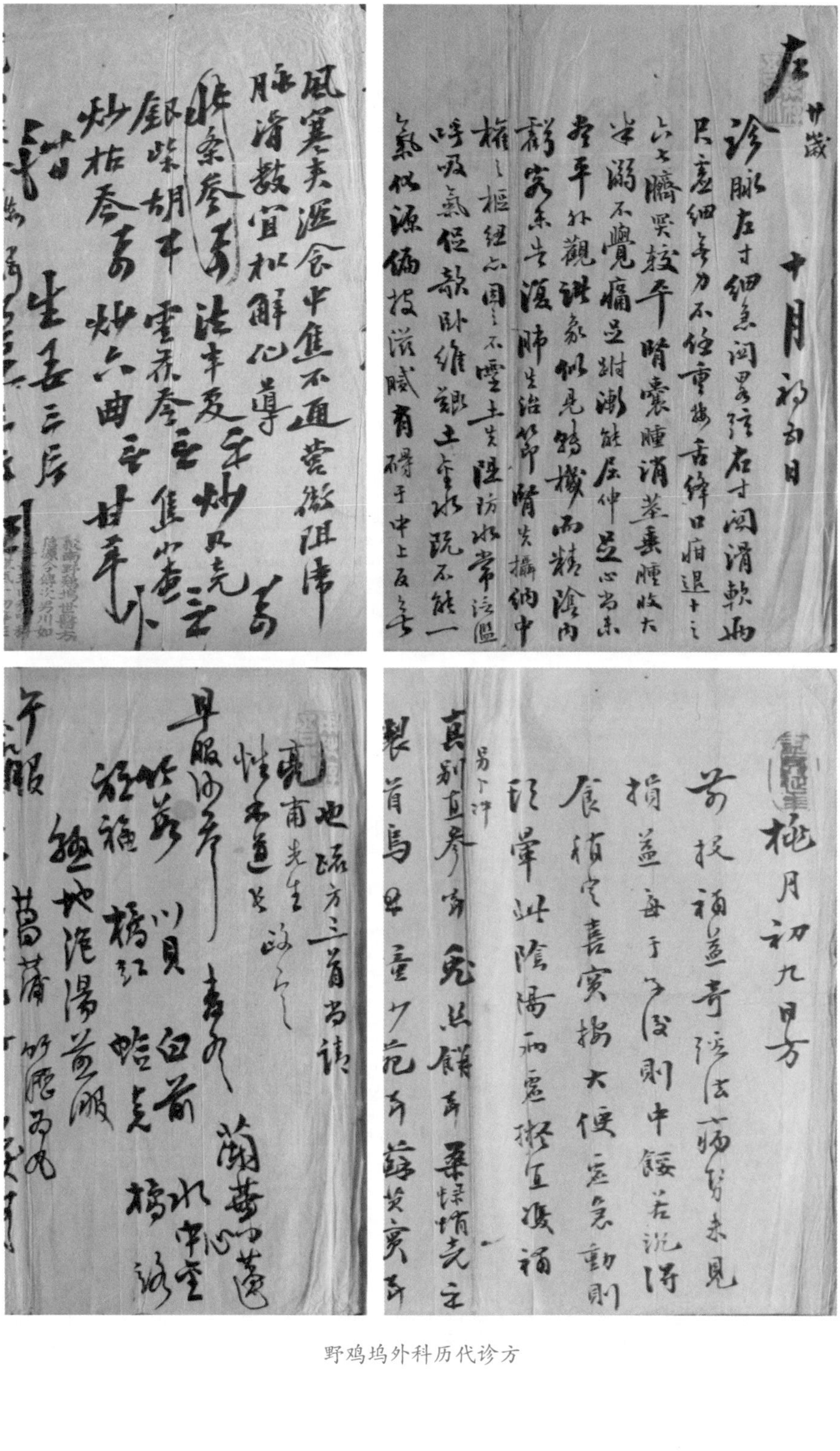

野鸡坞外科历代诊方

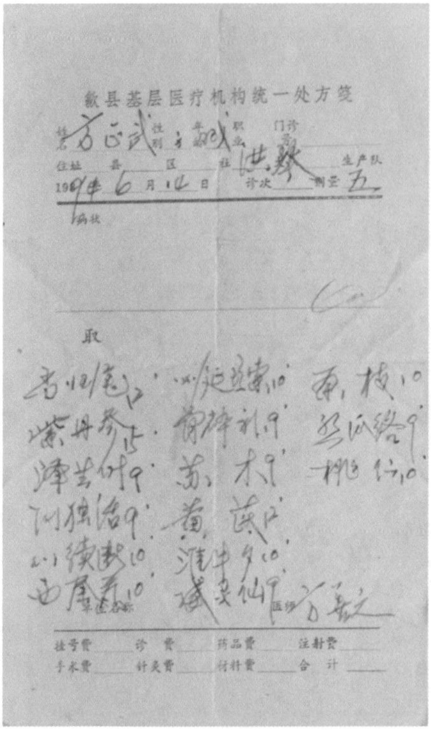

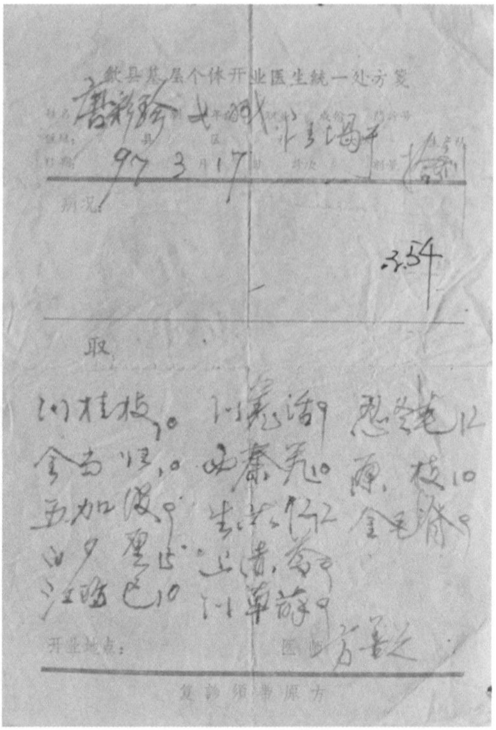

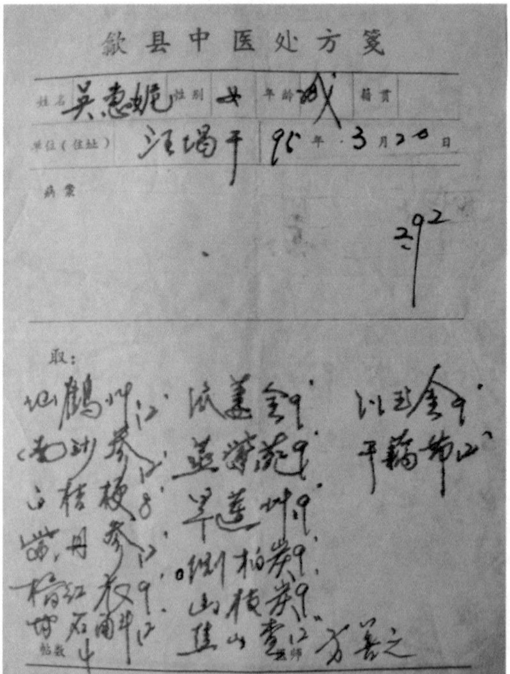

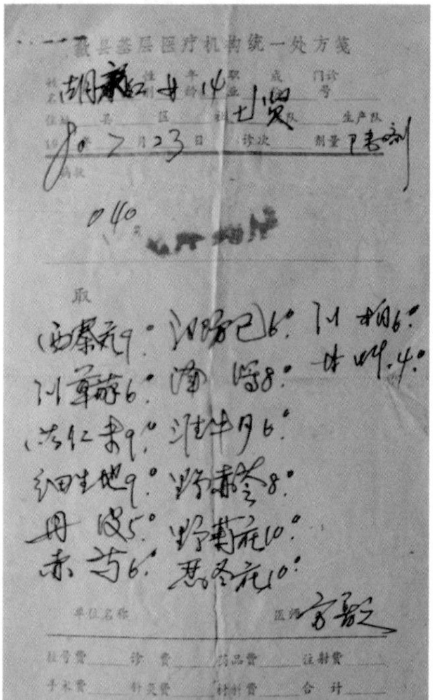

野鸡坞外科第八代传承人方善之诊方

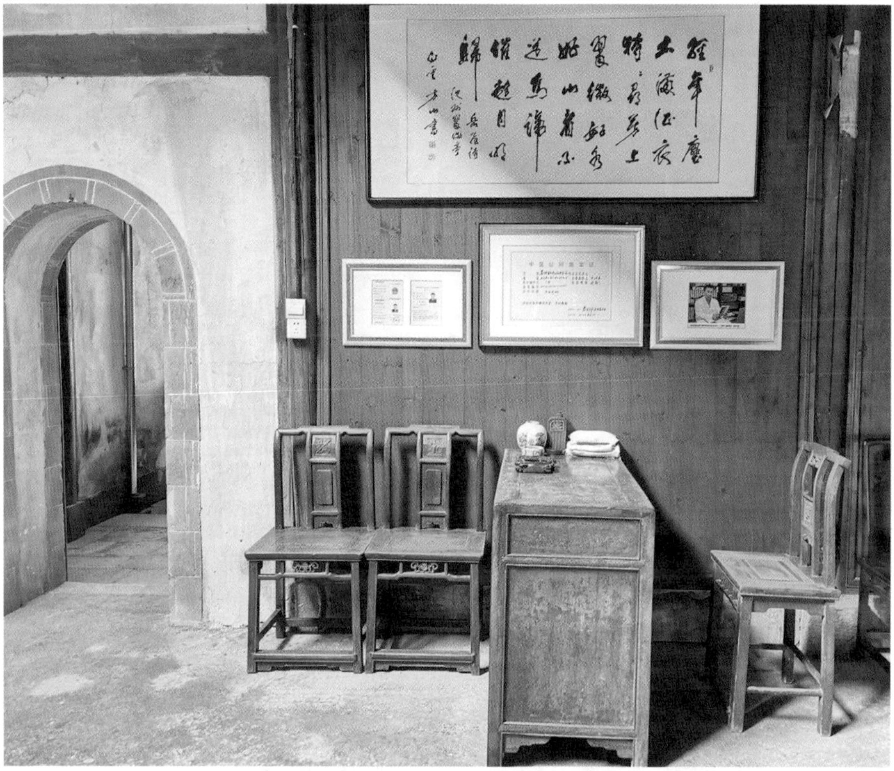

野鸡坞外科第七代传承人方德锠的诊案

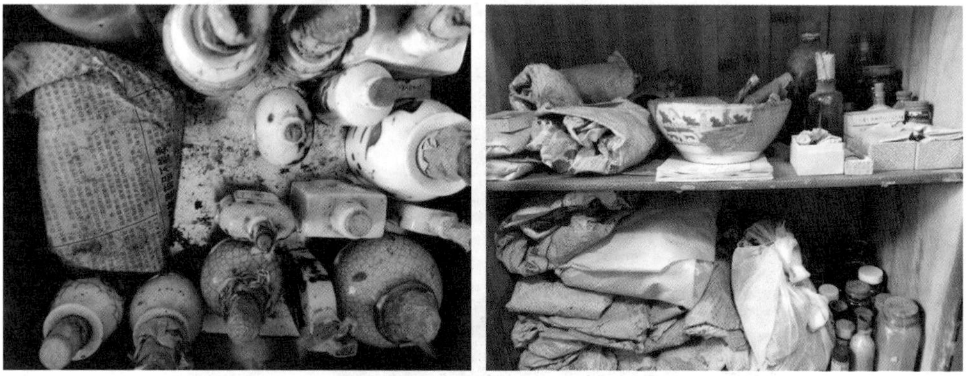

野鸡坞外科老药柜中末药

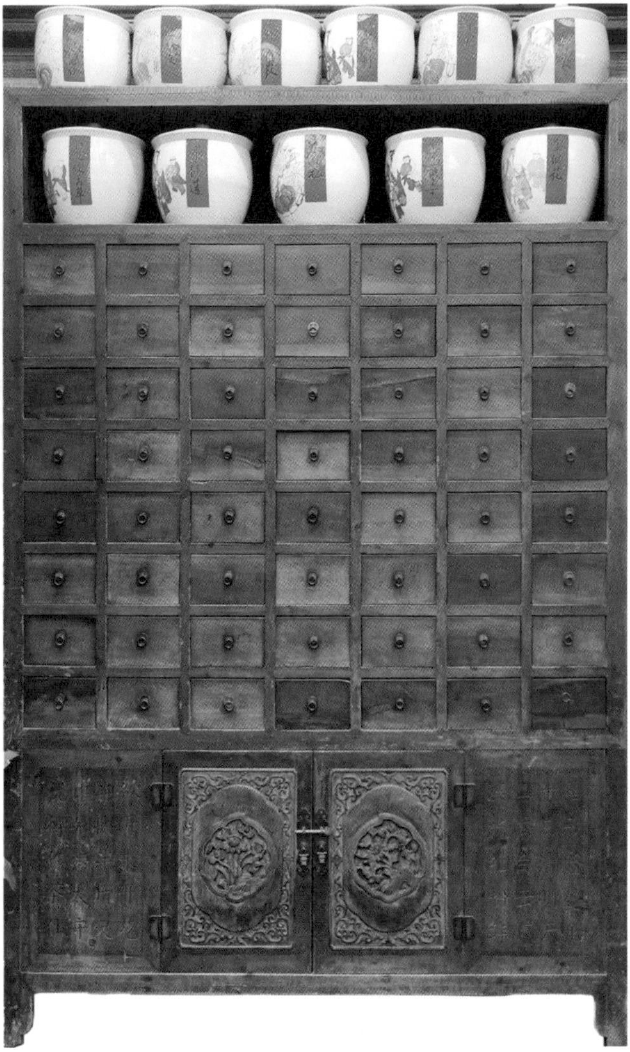

野鸡坞外科“春生堂”药铺中草药柜

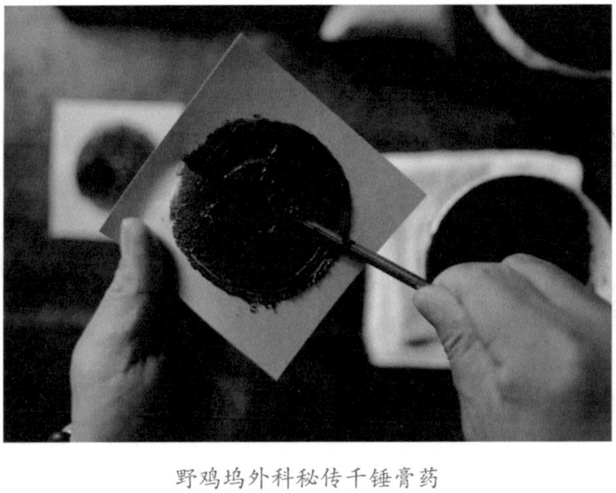

野鸡坞外科秘传千锤膏药

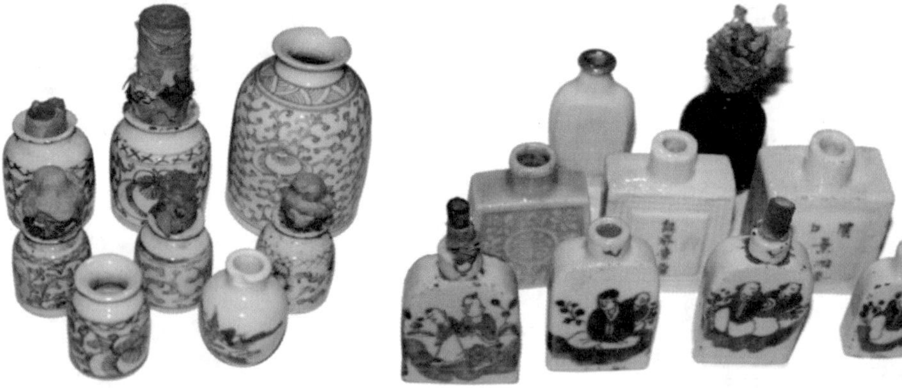

野鸡坞外科专用药材瓷罐(1)

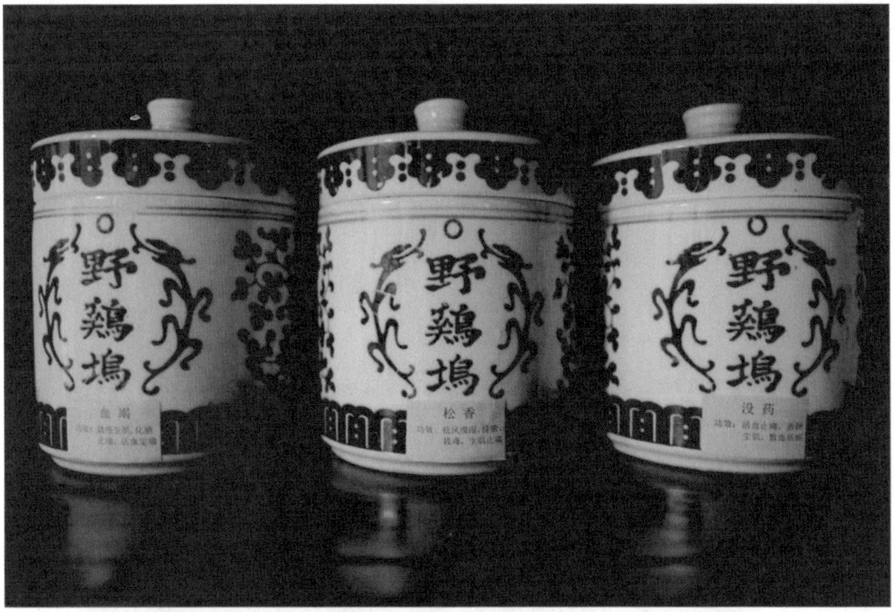

野鸡坞外科专用药材瓷罐(2)

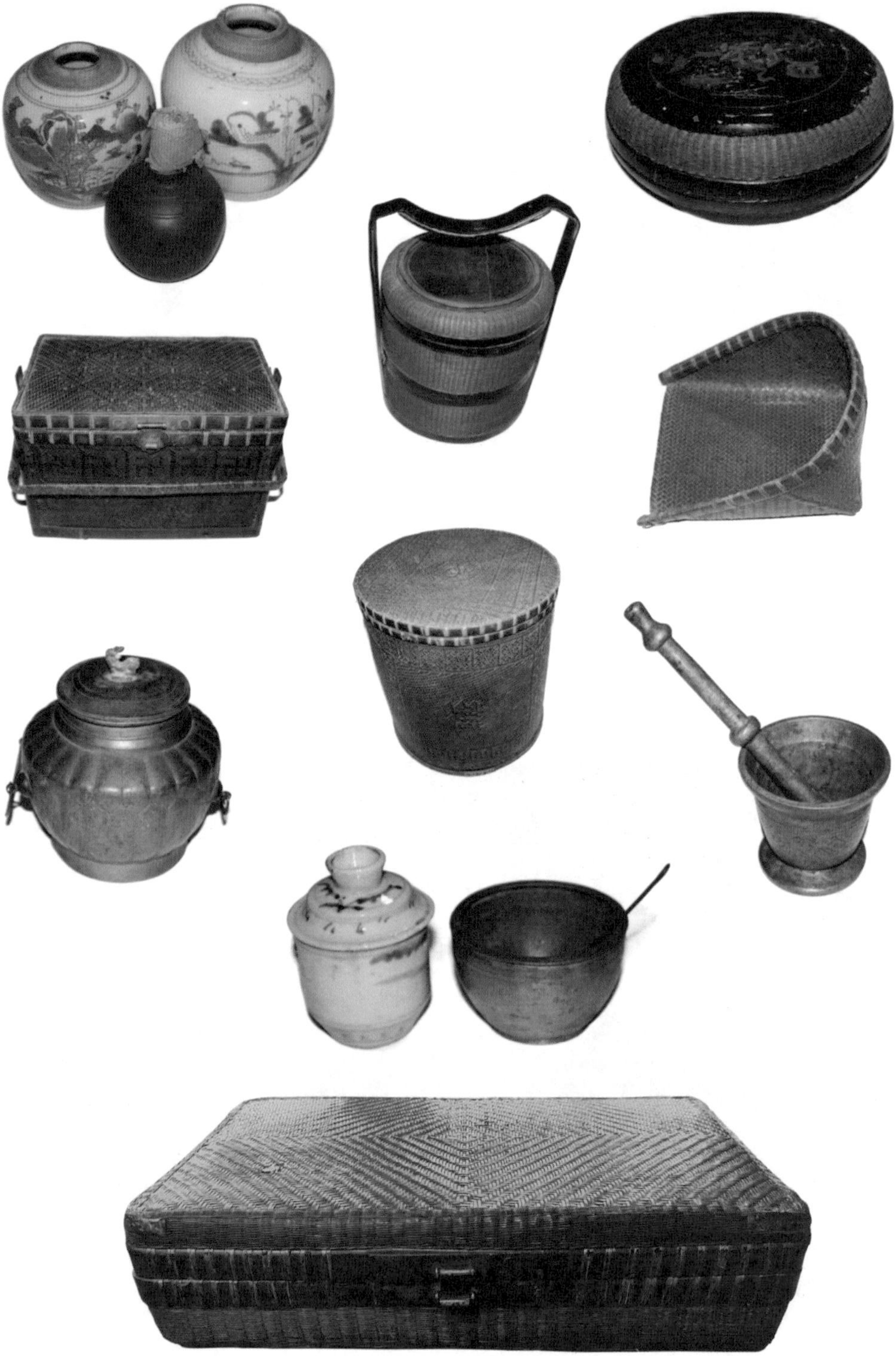

野鸡坞外科祖传器具、器皿

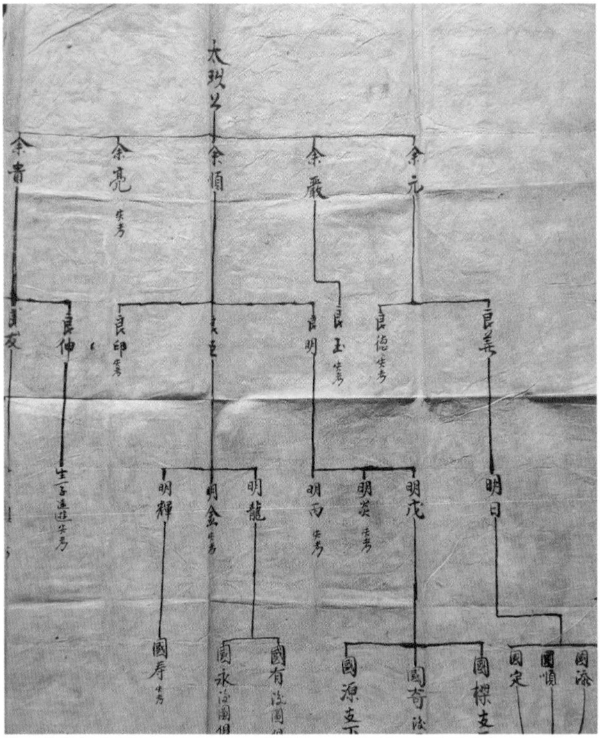

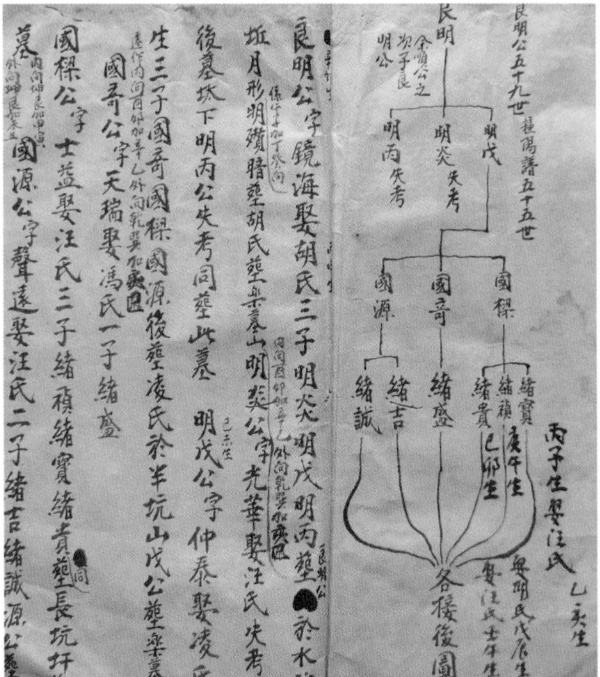

野鸡坞外科方氏族谱资料

创始人

方国梁，字士益（1716—1799）

野鸡坞外科创始人，歙县南乡人。幼业儒，因科举赴试失意，遂专于医学，攻读《医宗金鉴》《外科正宗》等书，收罗民间草药单方，专事外科，以擅用各种单味引经药（如茶叶、白菊等）见长，名扬歙县、绩溪、昌化、淳安等地，求医者众。子绪宝、孙以祝、曾孙成春，均继其业，以医名世。"野鸡坞外科"位于徽杭古道边野鸡坞，故称，现已列为安徽省省级非遗项目

↓

第二代传承人

方绪宝，字德震（1756—1835）

士益之子。方氏认为，后世千方百法，繁杂不精，于是按七方十剂之义磋磨而成治病之法，阐述二十四剂的作用、适用证和主方，并将二十四剂方药编成歌括。因其简易详明，为医家之纲领

↓

第三代传承人

方以祝，字敬诚（1781—1860）

德震之子。在生活中，提倡为人治病要有诚意、恒德、忘利、恤贫，以"仁"为本，勉励他人多做好人好事，规劝过错，深戒徇私谋利之弊；在学习研究上，提倡努力学习，开展讲学活动，穷探《内经》和金元四大家之奥，务求明白医理，以提高医术；在施治时，提倡认真审证、辨脉，细心施方遣药。他的创举为促进新安医学交流，树立良好的医德，开创了一代新风

↓

第四代传承人

方成春，字位东（1802—1887）

敬诚之子。野鸡坞外科主张内外并治，除外敷精制祖传丸散膏丹外，还注重内服药。在临证用药上认为，头为诸阳之首，凡无阳不出之症，纯阳无阴之处，不可用大热之药；凡腐烂难敛，伤骨脱落之症，并非都由火热之毒而生

↓

第五代传承人

方家万，字德章，号益万（1830—1911）

位东之子。继承先世医术，精于外科而有发挥，兼通内科，声名远播。在洪琴开设"春生堂"药店，著有《德章祖传外科秘书》，分《训子人门》《病机》《症验录》等篇，并附"一杯醉倒方"等方剂，用于外科刀针止痛。此书仅为家传，未曾刊行。子正元、孙德锠承其学

第六代传承人

方正元，字懋荣（1855—1936）

德章之子。野鸡坞外科方氏认为外科疾患皆由“风从上受，湿从下注”所致，须内外并治，参考了唐代医书《外台秘要》中药茶的制作方法和主治疾病，以绿茶作药引，用于清热解毒，祛风祛痰

第七代传承人

方德锠，字吉卿（1890—1975）

懋荣之子。方氏代代为医，野鸡坞外科以其精湛的医技，精于外科，并巧用茶叶、白菊花为药引治疗疔疮、鹅口疮等病证，兼通内科疑难杂症而享誉歙县、绩溪、昌化、淳安、婺源等地，有名医、名士之誉

第八代传承人

方善之，字善滋（1923—2006）

吉卿之子。继承医业，精医术，兼攻书法，在野鸡坞延续了祖传外科疗法。继承先世医术，慎用苦寒，治病必详察病情，辨证务求精确，平生善于钻研，医术精湛，为人乐善好施，于穷困者从不受酬，名扬徽州歙南、浙西等地

第九代传承人

方洪生，字志宏（1967—　）

善滋之子。副研究员，执业中医。随父习医侍诊多年，精其祖业，能精制祖传丸散膏丹，对发背、腰疽、五肿伤寒、乳疽、疔疮、湿疹等病证的治疗有特效。安徽省省级非遗项目新安医学野鸡坞外科传承人，近年来从事茶叶单味引经药的研究和养生茶的开发，获得多项国家发明专利和省级科技成果

第十代传承人

方雯清（2001—　）

志宏之女。2001年10月出身于歙南野鸡坞中医世家。自幼聪慧，受祖父影响对医学表现出浓厚兴趣，受家学熏陶，在父亲指导下钻研祖传医典，对野鸡坞秘传末药颇有心得。安徽省省级非遗项目新安医学野鸡坞外科第十代传承人。现就读于福建中医药大学（中西医临床医学专业）

家传承谱系图

歙南野鸡坞医案

方洪生　方雯清　编著

中国科学技术大学出版社

内 容 简 介

歙南野鸡坞外科为安徽省省级非物质文化遗产项目，创于清乾隆三十年(1765)，传承至今已逾250年。本书由歙南野鸡坞外科第九代传承人方洪生与第十代传承人方雯清编著，分上、下两编，上编为作者作为安徽省省级非遗传承人多年来研读医著、行医的心得小结；下编为整理精选的野鸡坞医学典籍影印件，真实地还原了“野鸡坞外科”的产生与发展脉络。本书的整理与出版，有利于对“野鸡坞外科”这一徽州宝贵的非物质文化遗产的物化留存，可供后人参考借鉴，是徽州文化中新安医学文化保护利用的有益路径探索。

图书在版编目(CIP)数据

歙南野鸡坞医案/方洪生，方雯清编著．—合肥：中国科学技术大学出版社，2022.10
ISBN 978-7-312-05537-9

Ⅰ．歙…　Ⅱ．①方…　②方…　Ⅲ．①中医外科学—文集　②中国医药学—古籍—汇编　Ⅳ．①R26-53　②R2-52

中国版本图书馆CIP数据核字(2022)第179162号

歙南野鸡坞医案
SHE NAN YEJIWU YIAN

出版　中国科学技术大学出版社
安徽省合肥市金寨路96号，230026
http://press.ustc.edu.cn
https://zgkxjsdxcbs.tmall.com
印刷　安徽联众印刷有限公司
发行　中国科学技术大学出版社
开本　710 mm×1000 mm　1/16
印张　22.25
字数　222千
版次　2022年10月第1版
印次　2022年10月第1次印刷
定价　298.00元

序

在歙县南乡，徽杭古道边有个地方俗称“野鸡坞”，这里本名不见经传，但在清乾隆年间，出了位新安名医方国梁，其主攻外科，以丰富的临床经验和精湛的医术名震一方，在安徽歙县、绩溪以及浙江昌化、淳安一带很有影响。方氏一族世代行医，且名医辈出，在新安医学领域形成了独特的流派，人称“歙南野鸡坞外科”。

歙南野鸡坞外科始于清乾隆三十年(1765)，创立至今已绵延传承十代。在过去250多年时间里，一代一代的传承人通过诊疗实践、药理辨梳，终于使得“野鸡坞外科”进入新安医学的百花园，现已成为新安医学重要的组成部分。野鸡坞外科的行医经验，无疑对社会具有重要的应用价值。

方洪生为野鸡坞外科第九代传承人，潜心钻研祖传典籍数十年，深得野鸡坞外科精髓，是位颇具发展潜力的新安医学非遗传承人。同时，他也是一位成功的企业家，创办了“洪通老茶坊”，将中医养生理论应用于茶叶生产和制作，开发了“洪通”系列产品，拓展了茶叶保健功能和文化内涵。

方洪生有责任心、有使命感，在经营实业的同时，不忘医学传承，他的女儿方雯清受家学熏陶，现今在福建中医药大学攻读中西医临床医学专业，使野鸡坞外科有了第一位进入科班、系统研读医学理论、深化和促进医学实践的传承人。

传统文化依靠的就是积累和传承。野鸡坞外科250余年的有序传承，十代人的耙梳辨证，所著《德章祖传外科秘书》等医案文丛，为发背、腰疽、五肿伤寒、乳疽、疔疮、湿疹等病证的治疗提供了有效方案。野鸡坞外科根据医学实践经验记录的医案、单方，注重因病施治、内服外治，强调固本培元，通过有针对性的用药，解决了很多疑难杂症的医治问题。

新安医学非遗传承人方洪生与其女方雯清编著的《歙南野鸡坞医案》，将祖传250余年的野鸡坞外科行医心得奉献社会，为医学实践和辨证施治，提供了很好的学习样本，必将促进中医诊治的应用和发展。《歙南野鸡坞医案》也定能在浩如烟海的新安医学园地中占有一席之地。方洪生先生将祖传方剂无偿奉献社会，体现了医者仁心的宽广胸怀和弘扬新安医学的强烈使命感，令人钦佩。该书的出版发行无疑是新安医学传承和发展的一件大好事。希望野鸡坞外科能更系统、更有成效地发展医学实践，为新安医学的传承与发展做出更大的贡献。

是为序。

中共黄山市委常委、宣传部长

2021年8月18日

目　录

歙南野鸡坞医案

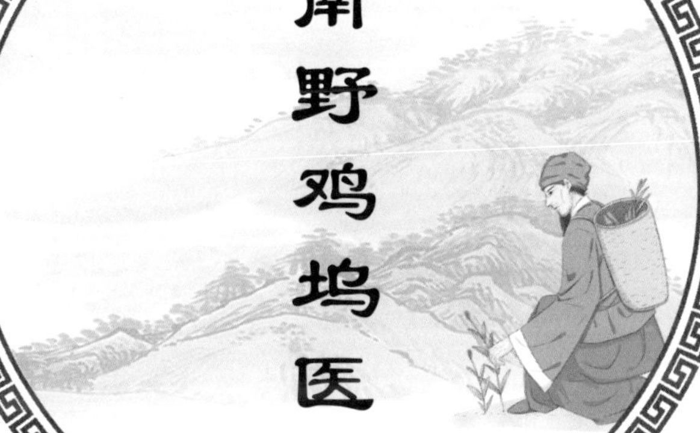

上编

歙南野鸡坞外科概况

一

方国梁，歙县南乡人，生于清康熙五十五年（1716），卒于嘉庆四年（1799）。他自幼聪慧，十几岁就中了秀才，不久之后又中举人，可谓壮志满怀。然而，在屡次科举赴试失意后，他遂离家，在距家十余里的徽杭古道旁设茶栈谋生。古道白天嘈杂，夜晚空寂，方国梁善学，见穿行古道的行人或易跌伤，或因虫咬起疹，或受山间湿寒，便勤读医书，精心搜配民间善方，从在路亭售卖茶水转行治疗外伤内湿，终于在乾隆三十年（1765）自立门户，成就野鸡坞外科一脉。他收集民间草药单方，攻读《医宗金鉴》《外科正宗》等书，专事外科医疗实践，逐步积累了丰富的经验，名扬歙县、绩溪、昌化（今属杭州临安区）、淳安等地，以医名世，求医者众。

因方氏居于歙南徽杭古道（公路开通前）旁的野鸡坞，后人称方氏所擅医术为“野鸡坞外科”，自此代代相传。从清乾隆年间野鸡坞外科得名至今已有250余年历史。野鸡坞外科的根本价值既是“新安医学”的价值，又是我国传统医学的价值，具体体现为历史价值、应用价值和学术价值。

野鸡坞外科鼎盛于清光绪年间，根植于传统徽州文化的沃土中，有着坚实且悠久的学术基础和实践经验，体现了新安医学的代表性临床医学家族链。野鸡坞外科是中医学发展与传承的范例，同时也是新安医学传统技术的标志，蕴藏了丰富的历史信息和内涵，是活的文物和极其珍贵的文化遗产。

野鸡坞外科在治疗众多内科疑难杂症方面也有独特的思路与经验，如用绿茶做药引，用于清热解毒，祛风祛痰。施治时除外敷各种祖传精制丸散膏丹，还注重内服。唐代医书《外台秘要》中曾详细记述了药茶的制作技艺和主治疾病，开创了养生绿茶制作的先河。而此疗法在方氏一族中代代相传，每有创新，学验俱丰，在疾病诊疗上具有显著的个性特征，是临床研究取之不尽的宝库。野鸡坞外科末药传为异人所授，因时、因地、因人制宜，将《症验录》中的重要思想和富有特色的实践相结合，对于当代的疾病诊疗与养生具有重要的研究意义。

二

野鸡坞外科从方国梁创立起传承至今，250余年里方氏一族历经岁月浸润已为杏林名家。由方国梁奠基，其子绪宝、孙以祝、曾孙成春承业，玄孙家万（字德章，成春之子）发扬光大，在洪琴村开设“春生堂”药店，求诊者络绎不绝，方家万所著《德章祖传外科秘书》更是汇聚其一生心得。家万子正元、孙德锠、曾孙善之接续家学，使得一脉正宗流传。善之即为方洪生的父亲。方洪生在老屋出世、成长，耳闻目染，对先人遗训谨记于怀。

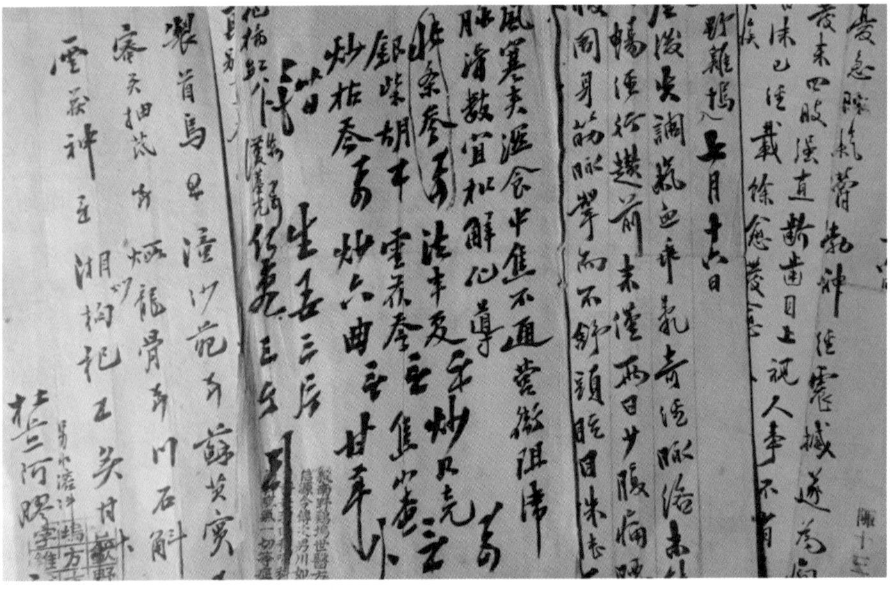

野鸡坞外科第七代传承人方德锠的药方

在新安医学体系中，歙南野鸡坞外科为发背、腰疽、五肿伤寒、乳疽、疔疮等病证的治疗提供了有效方案。方氏的治疗理论认为，外科疾患由“风从上受，湿从下注”所致，须以内、外兼治为上。方家万在其《德章祖传外科秘书》中，分《训子入门》《病机》《症验录》等篇，通过诊疗实践，首创“一杯醉倒方”等方剂，用于外科采用刀刮针刺疗法时的止痛。《训子入门》强调医者有仁心，学者有恒心，力避酒色心邪；《病机》详述外科刀针与线药的宜忌种类，不使凌乱。在问诊治疗过程中，除各种精制的祖传丸散膏丹用以外敷，还注重内服调理，应症给药。

至第九代传承人方洪生年少时，其祖父方德锠在家开有中医诊所，其父方善之在霞坑镇卫生院当中医。在老一辈的指点下，初识文字的他每日必做的功课就是熟读家传医典、背诵汤方口诀、临习毛笔书帖。日复一日，年复一年，即使再顽皮的少年，内心也深深种下了家传医学的种子。

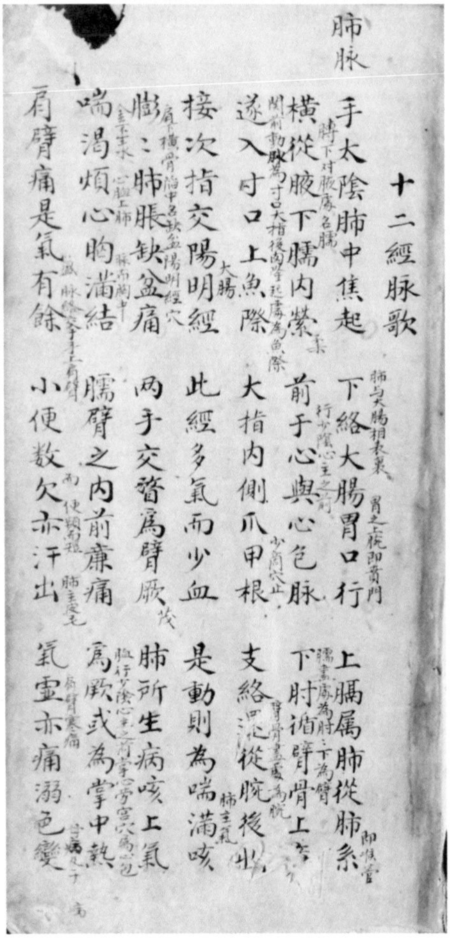
肺脉
十二經脉歌
手太陰肺中焦起　下絡大腸胃口行　上膈屬肺從肺系
横從腋下臑内縈　前于心與心包脉　下肘循臂骨上廉
遂入寸口上魚際　大指内側爪甲根　支絡還從腕後出
接次指交陽明經　此經多氣而少血　是動則爲喘滿咳
膨膨肺脹缺盆痛　兩手交瞀爲臂厥　肺所生病咳上氣
喘渴煩心胸滿結　臑臂之内前廉痛　爲厥或爲掌中熱
肩臂痛是氣有餘　小便数欠亦汗出　氣虛亦痛溺色變

野鸡坞外科历代古籍藏书

方善之于1979年从霞坑镇卫生院退休。野鸡坞外科名声在外，乡里乡亲有小病小疾，常会上门求治，临近的安徽绩溪以及浙江昌化、淳安、遂安等地的百姓也常会慕名前来。方善之无法将患者拒之门外。有的患者家庭条件不好，带着鸡蛋或一两担柴火当诊费，他也从未嫌弃，心里只想着治病救人。

2006年方善之去世，方洪生作为家中独子，在这一年开始整理家中的300多册中医古籍，细心核校，认真归类，明确了自己要学习和传承的方向。

2012年1月，野鸡坞外科入选黄山市市级非遗项目名录。

2012年4月，方洪生被命名为黄山市市级非遗项目野鸡坞外科代表性传承人。

2014年5月，野鸡坞外科入选安徽省省级非遗项目名录。

2019年5月，方洪生被命名为安徽省省级非遗项目野鸡坞外科代表性传承人。

野鸡坞外科在施治过程中，凭经验发现外科疾患并非都由火热之毒而生，因此在对症治疗时，除疔疮之外很少用清热解毒的药方。方洪生认为，现代人的生活条件普遍提高了，而中医除了治病，还有调养的功效。因此他通过研究祖传单方，结合茶叶、贡菊等的药用价值和食用功效分析，在《德章祖传外科秘书》的基础上，根据（茶叶、菊花）单味引经药的特点，研制开发了“洪通”牌系列养生保健茶，获得多项国家发明专利和省级科技成果。

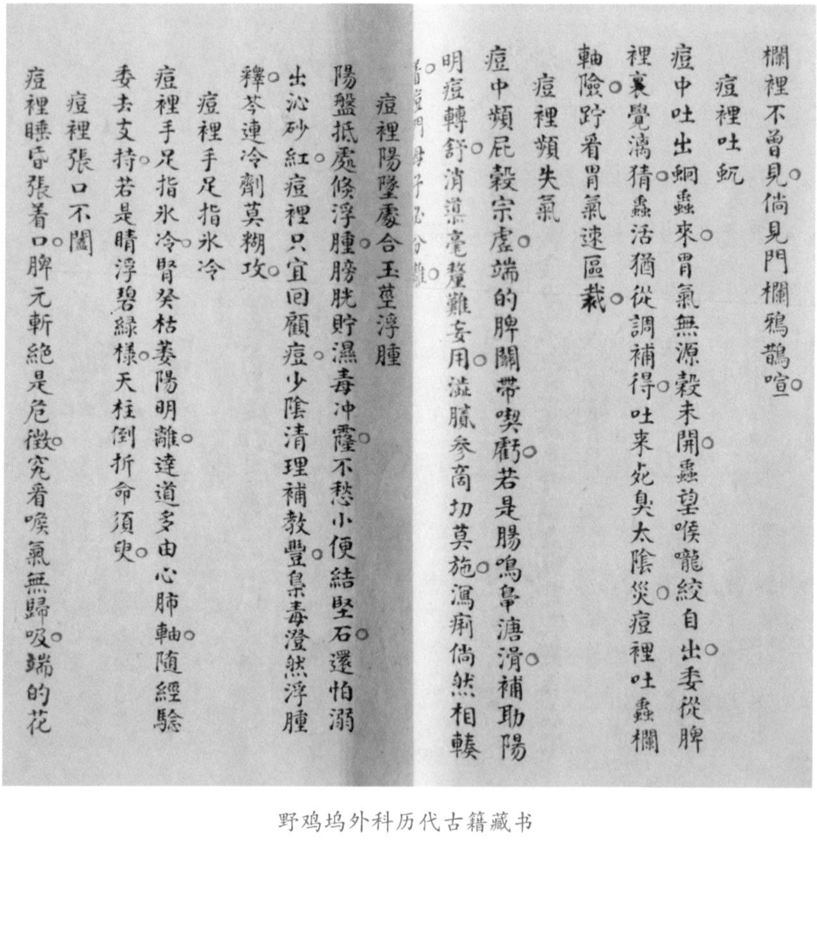
欄裡不曾見。倘見門欄鴉鵲喧。
痘裡吐蚘
痘中吐出蛔蟲來。胃氣無源穀未開。蟲望喉嚨絞自出。委從脾
裡裏覺濁猜蟲活。猶從調補得。吐來死臭太陰。災痘裡吐蟲欄
軸險。跻看胃氣速區栽
痘裡頻失氣
痘中頻屁穀宗虛。端的脾關帶喫虧。若是腸鳴鼻溏滑。補助陽
明痘轉舒。消導毫釐難妄用。澁脾參芎切莫施。瀉痢倘然相轄
痘裡陽墜處合玉莖浮腫
陽盤抵處條浮腫。膀胱貯濕毒沖霆。不愁小便結堅石。還怕溺
出泌砂紅。痘裡只宜回顧痘。少陰清理補教。豐臬毒澄然浮腫
釋。芩連冷劑莫糊攻。
痘裡手足指氷冷
痘裡手足指氷冷。腎癸枯萎陽明離。達道多由心肺軸。隨經驗
委去支持若是睛浮碧綠樣。天柱倒折命須臾。
痘裡張口不闔
痘裡睡昏張着口。脾元斬絕是危徵。究看喉氣無歸吸。端的花

野鸡坞外科历代古籍藏书

三

第十代传承人方雯清出生于2001年10月。也许是出自中医世家的缘故,方雯清自幼就和爷爷方善之特别亲,经常跟前跟后地缠着爷爷。爷爷也喜欢这个聪明伶俐的孙女,认药材、配药方、制药膏,将家传医学一点一点地讲给小雯清听。

方洪生看在眼里,喜在心上,平日也尽量多抽出时间陪陪女儿,讲述一些家族行医的故事。在言传身教的影响下,方雯清对中医有了更深的认识。在父母的鼓励下,她考取了福建中医药大学,就读于中西医结合学院中西医临床医学专业。在系统的医学培训和深厚的家学渊源影响下,方雯清进步很快。

福建中医药大学创建于1958年8月,拥有中医诊断学教学等3个国家级教学团队,中医师承人才培养模式入选国家级人才培养模式创新实验区,校图书馆纸质资源总量达116.4万册,收藏线装古籍图书1950种、11277册(其中医学类古籍图书约1600种,共计8800册)。在这样一所大学读书,方雯清在眼界和认知上得到了质的提升。

进入大学研读不久,方雯清即在2021年度获得校三等奖学金,获评学院优秀干事,入选大学优秀志愿者,担任学院学习部部长、廉政监督员。机会总是垂青于有准备的人。方雯清凭借努力,以优异成绩顺利成为新安医学省级非遗项目野鸡坞外科代表性第十代传承人,未来将承担起家族医学的发展重任。方雯清充分理解父亲的用心,刻苦学习,在磨炼中升华,一步一步走向成熟。

新安医学世家众多、流派纷呈,如何博采众长、突出野鸡坞外科的济世实用,仍是一个艰巨的课题。整理祖传单方,核校医学经典,给世人留下实用的文献,为后人流传经典的文化,方洪生觉得这一切对野鸡坞外科来说,一直在路上。

歙南野鸡坞自然环境

歙南野鸡坞位于徽杭古道旁，是霞坑镇洪琴村下属自然村，与里河坑、七贤、白杨、鸿飞村毗邻。环绕村庄的来龙山分脉于绩溪龙须山，雄峻绵亘，至村北已低矮平缓，山上草木稀疏，砂石裸露，偶见贝壳化石，称“剥皮来龙”。从村口处远望，伏源河自东北流来，折西南而去，径流入新安江，汇成大河。

野鸡坞分上、下野鸡坞，上野鸡坞属于霞坑镇洪琴村，下野鸡坞属于北岸镇七贤村。站在村前水口，可见溪水澄碧，贴山坳蜿蜒而出。远山绵延，青黛如洗，与新安画派里常见的山乡风景一般无二。薄纱似的云雾环绕在村落周围，渐渐隐没在群山深处。

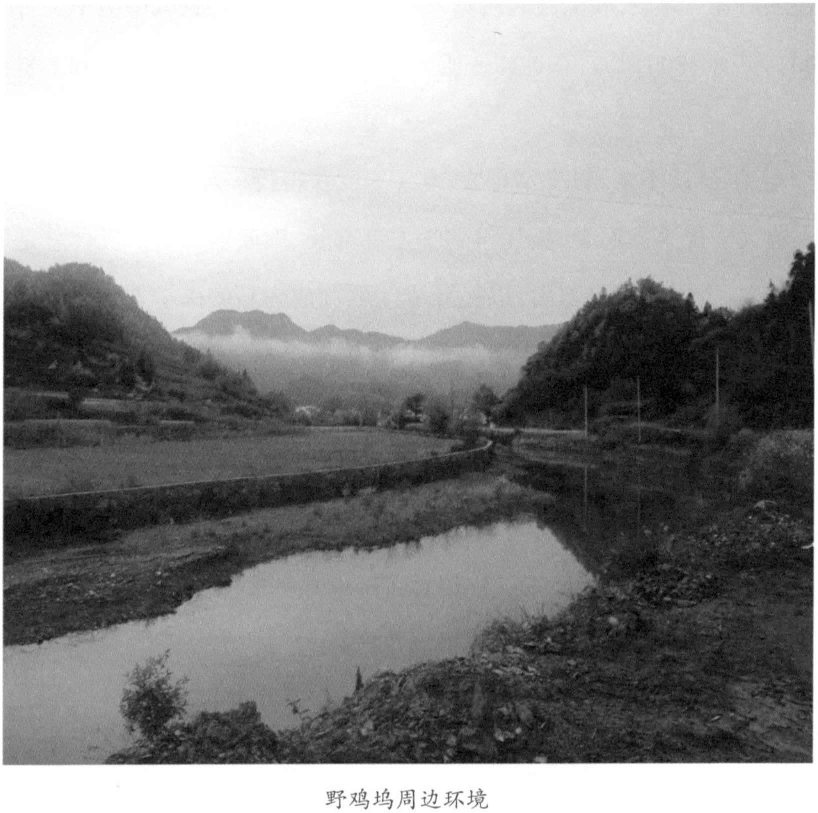

野鸡坞周边环境

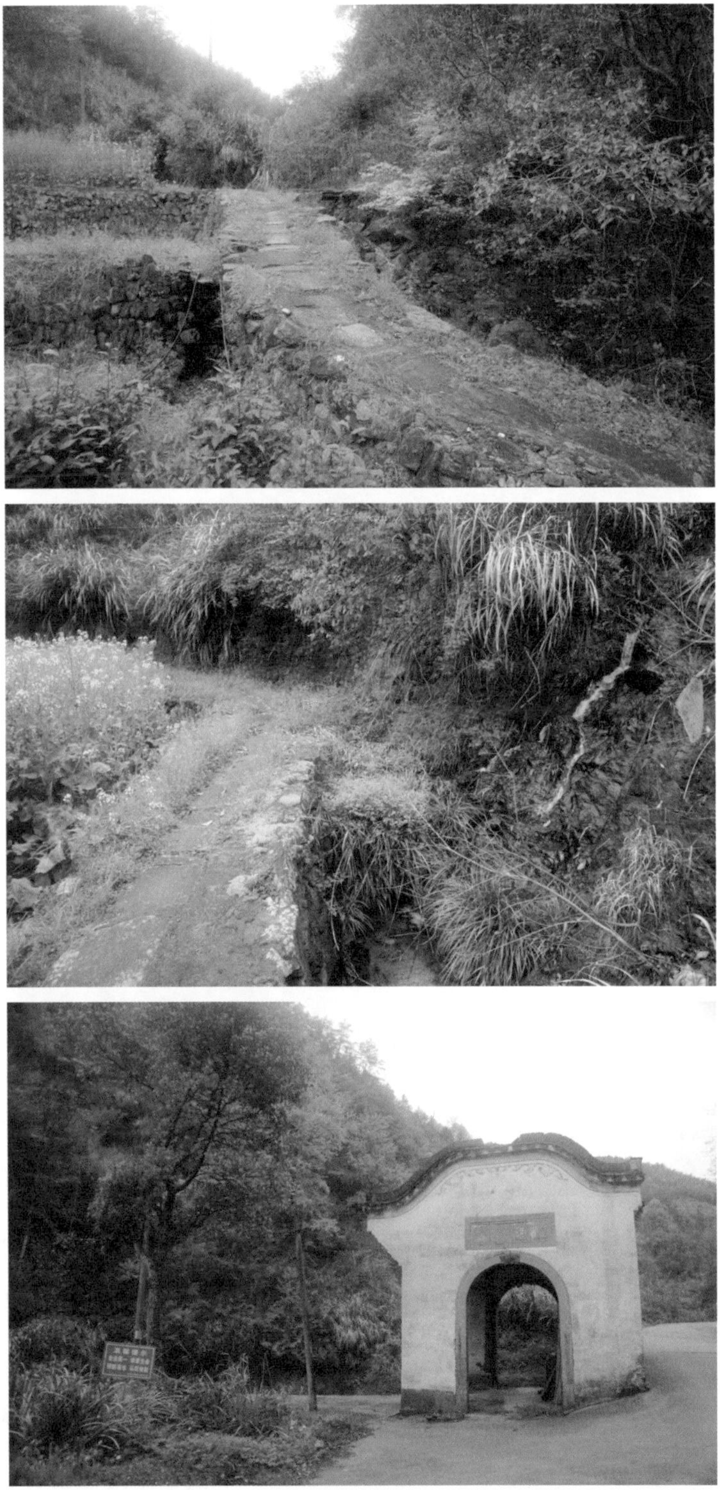

徽杭古道

对传统经典的学习，是中医传承和发展的途径。我从识字时起，就在父亲的督促下读医书、背汤头，可以说，我的中医学知识，除了父亲的言传身教，还有很重要的一部分源于对医学经典的学习。

我自幼随父学医，研读医书手不释卷。经历社会上的磨砺，我已明白应该学以致用，而遍览医书是帮助自己提高的最好办法。我非常荣幸能成为新安医学"野鸡坞外科"的传承人，通过诊疗实践，清晰地认识到中医药学是具有中国特色的生命科学，是科学与人文融合得比较好的学科。近百年来西学东渐，有的中医师治病常以西药为主，中药陪衬，而不论是否对症。这种现象是目前中医面临的问题之一。重读医学经典，溯本求源，古为今用，认真继承中医经典理论与临床诊疗经验，从理论层面阐发古人前贤之未备，这样才能为中医学的传承与发展奠定厚实的基础。

读《医学心悟》

《医学心悟》是清代程国彭所著五卷本医书。程国彭（1680—1733），字钟龄，号恒阳子，安徽歙县人。程国彭曾攻举子业，因家贫体弱，罹疾患不愈，遂辍学休养，涉猎医籍，有感岐黄之术博大精深，于是沉潜于医学，23岁时悬壶，审证周详，用药精当，名闻遐迩，求诊者日众。程国彭以医术名噪一时。晚年在歙县普陀寺修行，法号普明子。程国彭是一代名医，但他对古代医著的研读仍未松懈。当前人之说与临床实际不相符时，他便苦思冥想，如有顿悟，即笔录之，如此30年不曾懈怠。五旬之后，程氏总结归纳心得体会，反复修改增删，由学生吴体仁协助抄编，撰成《医学心悟》一书。《医学心悟》全书五卷，首次刊刻于雍正十年（1732）。程氏晚年时又将在普陀寺诊治外科病的经验，结合参考《外科旨要》，约以十法，写成《外科十法》一卷。后人将此附于《医学心悟》书末。

程国彭在《医学心悟》一书中总结了辨证施治的八纲、八法，因证立方，条分缕析，多为临床心得。该书融会《黄帝内经》《难经》《伤寒杂病论》等传统理论，佐以历代医家临证精华，明确提出辨证八纲、施治八法理论，并对伤寒及内、外、妇、五官疾病进行了系统论述，是学医的入门经典之一。我从小研读的是该书的线装石印本，在父亲的帮助下刚开始读的时候，唯恐领悟力不高、古文功底不足，无法很好地理解和学习。但在日复一日的坚持下，又感到该书虽为古文，但言简意赅，领悟内容之后，逐渐对许多病理药方有了深入理解。

《医学心悟》论述全面中肯，语言简明平易，治法切于实用。卷一载《医中百误歌》《经腑论》《内伤外感致病十九字》《寒热虚实表里阴阳辨》《医门八法》等医论40篇，总论四诊八纲和“汗、吐、下、和、温、清、补、消”八法等理论及其应用；卷二论伤寒，分述伤寒六经证治；卷三主要论述内科病证的辨证施治；卷四主要论述眼、耳、咽喉等病证治，并附有外科证治；卷五为妇科经、带、胎、产等病证的辨证施治方法；

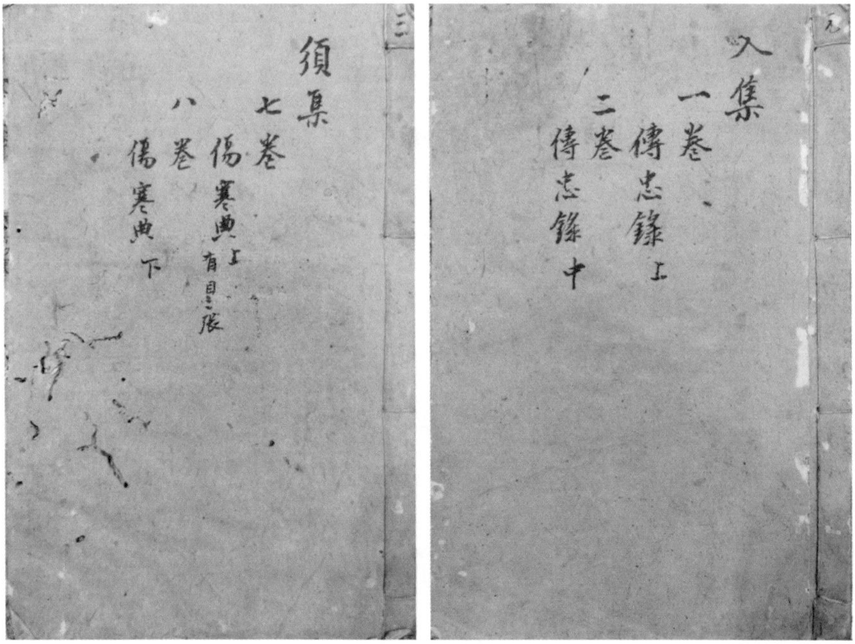

野鸡坞外科历代古籍藏书

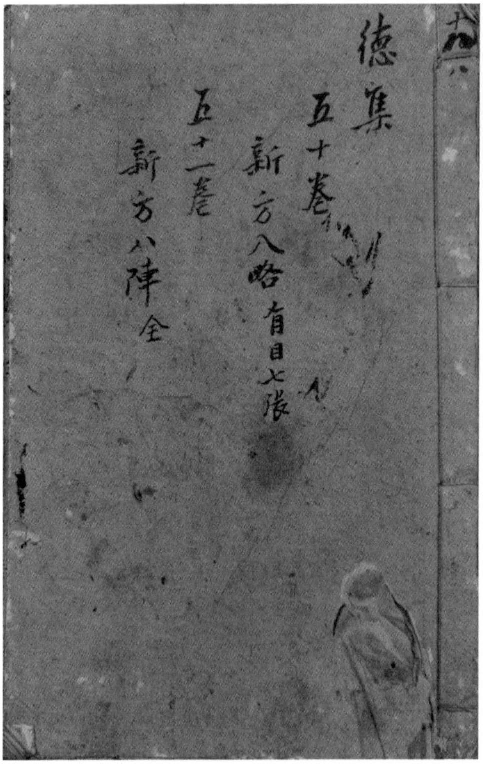

野鸡坞外科历代古籍藏书

附录中的《外科十法》包括45种病证的辨证施治方法。上述各病证分别论其病源、病状、诊断和治法，并附有程氏自拟的经验方，使人一目了然，十分切合临床实用。

程国彭主张“学贵沉潜”，务求对医理有所悟解，其临证时首重病因，且辨证精当，颇得要领，如“痫有总要，寒热虚实表里阴阳八字而已”。这是对八纲辨证方法所进行的简明扼要、提纲挈领的总结。书中根据《伤寒论》所归纳的治病八法，亦颇有深意，素为后世医家所采用。如论“和法”：“伤寒在表者可汗，在里者可下；其在半表半里者，唯有和之一法焉。仲景用小柴胡加减是已。然有当和不和误人者，有不当和而和以误人者，有当和而和，不知寒热之多寡、禀质之虚实、脏腑之燥湿、邪气之兼并以误人者，是不可不辨也。”所论确为深刻全面，可谓详而不繁，简而能备。书中所列各科病证分类清楚、论述详明，脉因证治，环环相扣，所用方药简便易行。

《医学心悟》不仅以首创“八法”著称，300余年来，所载验方也历试不爽。其中著名的验方如启膈散、治痢散、止嗽散、消瘰丸等，陆以湉的《冷庐医话》、聂云台的《温热标准捷效》以及唐容川等医家医著，或记载运用，或给予高度评价。

笔者不揣简陋，试通过《医学心悟》中的验方诊治来举一反三。

(一)止嗽散

【方歌】止嗽散用百部菀,白前桔草荆陈研,宣肺疏风止咳痰,姜汤调服不必煎。

【组成】桔梗(炒)、荆芥、紫菀(蒸)、百部(蒸)、白前(蒸)各12克,甘草(炒)4克,陈皮(水洗,去白)6克。

【用法】上为末。每服9克,食后、临卧开水调下;初感风寒,生姜汤调下(现代用法:作汤剂,水煎服)。

【功用】宣利肺气,疏风止咳。

【主治】风邪犯肺之咳嗽证。咳嗽咽痒,咯痰不爽,或微恶风发热,舌苔薄白,脉浮缓。

【证治机理】本证为外感风邪咳嗽,或因治不如法,表解不彻而咳仍不止者。风邪犯肺,肺失清肃,或虽经发散,因表解不彻而其邪未尽,故仍咽痒咳嗽、咯痰不爽;微恶风发热,舌苔薄白,脉浮,是表邪尚存之征。此时外邪十去八九,而肺气失于宣降,治之之法,重在宣肺止咳,兼以解表。

【方解】桔梗:宣肺,祛痰,利咽,排脓。本品辛散苦泄,开宣肺气,祛痰利气,无论寒热皆可应用。用于咳嗽痰多、胸闷不畅、咽喉肿痛、失音、肺痈吐脓。

荆芥:辛而微温,疏风解表,以祛在表之余邪。

紫菀:润肺化痰止咳。本品甘润苦泄,性温而不热,质润而不燥,长于润肺下气,开肺郁,化痰浊而止咳。凡咳嗽之证,无论外感、内伤,病程长短,寒热虚实,皆可用之。

百部:润肺止咳,用新久咳嗽、百日咳、肺痨咳嗽。本品甘润苦降,微温不燥,功专润肺止咳,无论外感、内伤、暴咳、久嗽,皆可用之。

白前:降气化痰,用于咳嗽痰多,气喘。本品性微温而不燥烈,长于祛痰,降肺气以平咳喘。无论属寒属热、外感内伤、新久咳嗽均可用之,尤以痰湿或寒痰阻肺,肺气失降者为宜。

方中紫菀、百部甘苦而微温,专入肺经,为止咳化痰要药,对于新久咳嗽皆宜,故共用为君。

甘草、陈皮：陈皮行气化痰，为佐药。甘草合桔梗以利咽止咳，兼能调和诸药，是为佐使之用。

方中桔梗苦辛而性平，善于宣肺止咳；白前辛苦微温，长于降气化痰。两者协同，一宣一降，以复肺气之宣降，为臣药，合君药则止咳化痰之力尤佳。

诸药配伍，肺气得宣，外邪得散，则咳痰咽痒得瘥。诚如《医学心悟》所谓：“本方温润和平，不寒不热，既无攻击过当之虞，大有启门驱贼之势。是以客邪易散，肺气安宁。”

【配伍特点】本方配伍温而不燥，润而不腻，散寒不助热，解表不伤正。

【辨证要点】本方为治疗表邪未尽，肺气失宣而致咳嗽之常用方。以咳嗽咽痒，微恶风发热，苔薄白为辨证要点。

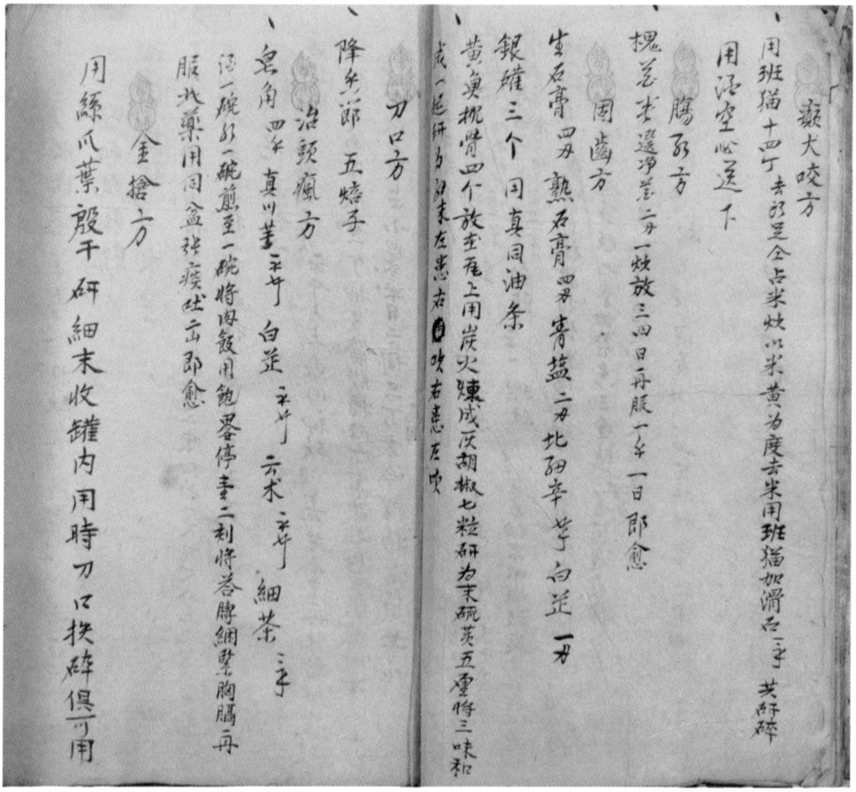

野鸡坞外科历代古籍藏书

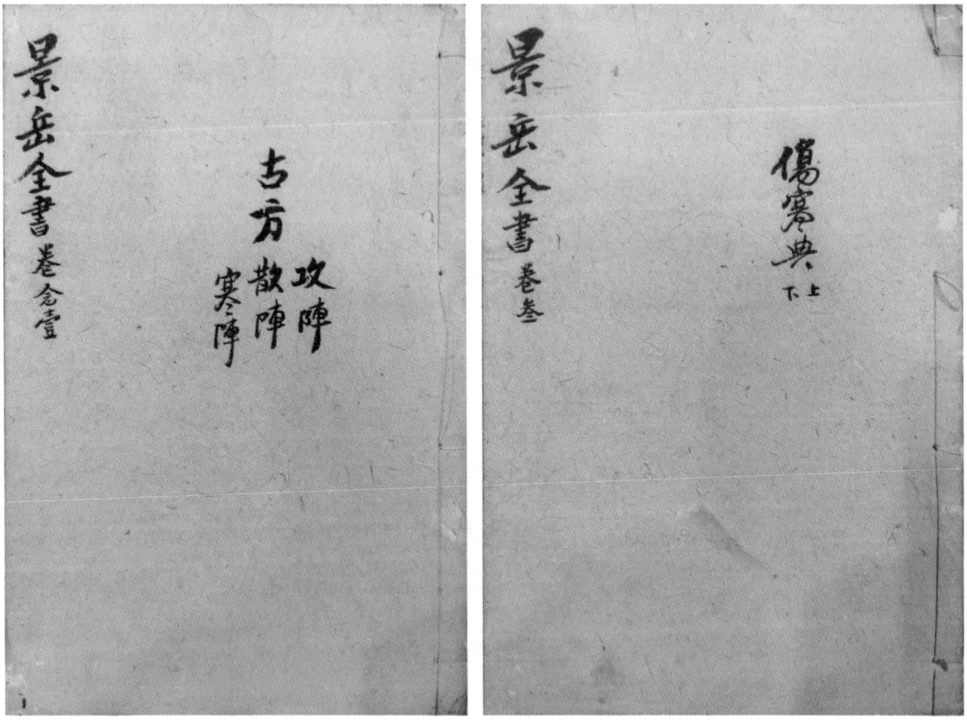

野鸡坞外科历代古籍藏书

【医案举例】衙前施氏，风邪未清，左脉浮滑。咳逆，舌薄白，头痛较甚。宜止嗽、化痰、疏风。百部八分，紫菀钱半，马兜铃一钱，冬霜叶三钱，生甘草七分，白前钱半，橘红一钱，光杏仁三钱，桔梗钱半，荆芥钱半，川贝钱半，枇杷叶三片(引)，去毛，四帖。(参见《清代名医医案精华》)

按：患者咳嗽、头痛与舌薄白、脉浮滑并见，是肺气失宣，表邪未尽之证。故以宣肺降气，解表疏风为治。本案在止嗽散的基础上加马兜铃、冬霜叶、杏仁、川贝、枇杷叶，旨在加强止嗽、化痰、疏风之功。

笔者根据经验，将“止咳散”衍化为“息咳方”，方中百部、紫菀、款冬花为君，三药味苦，均入肺经，其性温而不热，润而不寒，皆可止咳化痰，对新久咳嗽都能加以使用；桔梗味苦辛，善于开肺气，白前味辛甘，长于降气化痰，两者共用，一宣一降，以复肺气之宣降；杏仁、法半夏增强君药止咳化痰之功；桃仁治久咳，止咳逆上气，共为臣药；半枝莲、龙葵微苦甘入肺经，有抗癌、祛痰止咳之功，共为佐使；甘草调和

主要，缓急而中，亦有润肺止咳之效。肺癌患者往往存在久咳不愈的问题，常辗转多处求医仍无法解决。本方温而不燥、润而不腻，故适用于肺癌咳嗽虚实夹杂之体。

肺位居五脏六腑之上，主要负责输布体内津液、气血，陈洒于各个脏腑。此外，肺还负责推动气血在经脉和脏腑中的运行。因此，它就像五脏之上的天空，维持着身体的生生之机。但肺为娇脏，属金，畏火，恶冷，过热则咳，过寒也易咳，攻击之剂概不能受，最易受邪。肺癌咳嗽，是由肺气亏虚、宣降失常、邪毒乘虚而入所致。痰浊阻肺，气阴两虚为主要病机。服用“息咳方”，患者状况得以明显改善。久咳患者除了服用药物治疗之外，还要在日常生活中养护肺脏。要养成运动的习惯，白天时体表输布着阳气，阳气可推动气血运转，保卫我们的机体不受外邪侵害，而运动能推动阳气。所以运动可以提高身体抵抗力并非无稽之谈，毕竟气血充足才能使万物显露生生之机。此外，肺癌患者还需戒烟。中医认为烟为热毒，若肺为五脏之上的天空，则只有晴空万里，各脏腑才能舒畅、正常运转。如果长期吸烟，五脏之上的

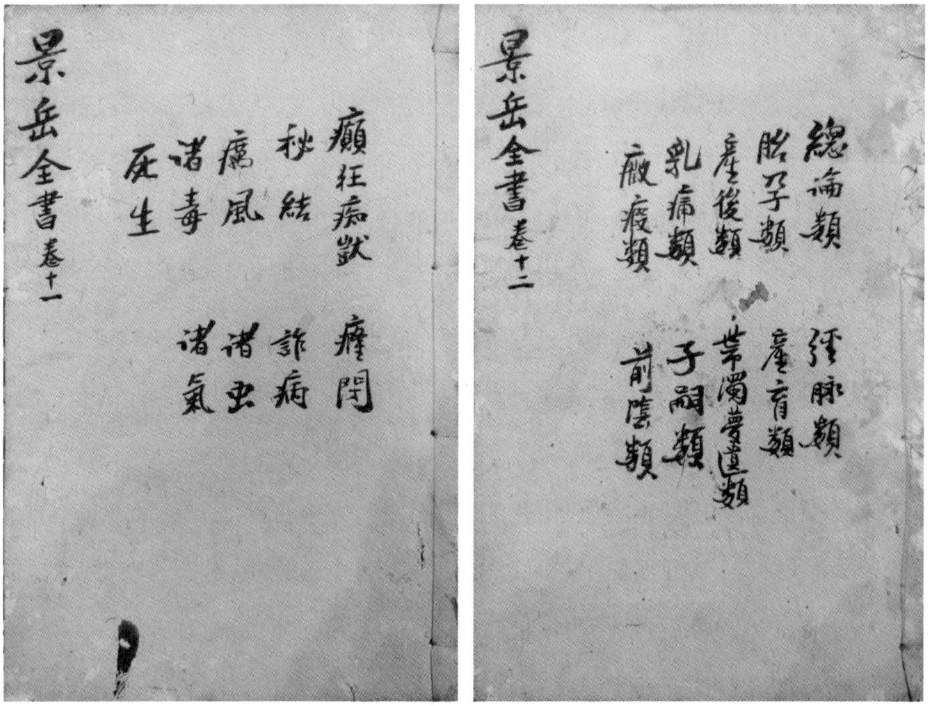

野鸡坞外科历代古籍藏书

天空就会阴霾四布，不仅会对肺脏造成不可逆的损伤，而且对各脏腑也会造成不良影响。患者还需多饮水。肺为娇脏，经过足够水液的滋养濡润，肺才不会缺少津液。

（二）消瘰丸

【原文】瘰疬，颈上痰瘰疬串也。由肝火郁结而成，宜用消瘰丸，兼服加味逍遥散。

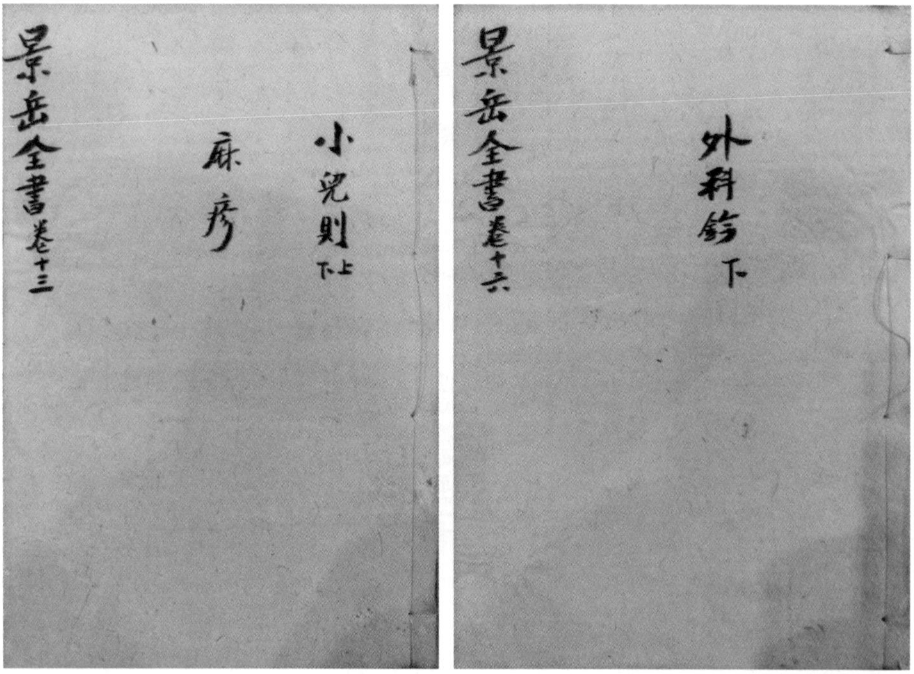

野鸡坞外科历代古籍藏书

① 消瘰丸：又名“消疬丸”，此方奇效，治愈者不可胜计。

【组成】玄参（蒸）四两[①]、牡蛎（煅，醋研）四两、浙贝母(去心，蒸)四两。共为末，炼蜜为丸。

【用法】上药共研细末，炼蜜为丸，如梧桐子大。每服9克，每日2次。亦可用饮片做汤剂，水煎服，各药用量按常规剂量。

【功效】化痰，软坚散结。

① 一两＝10钱＝30克，四两即120克。

【主治】瘰疬,瘿瘤,痰核等。

② 加味逍遥散:治肝经郁火,颈生瘰疬并胸胁胀痛,或作寒热,甚至肝木生风,眩晕振掐,或咬牙发疼诸证。《内经》云"木郁达之"是已。

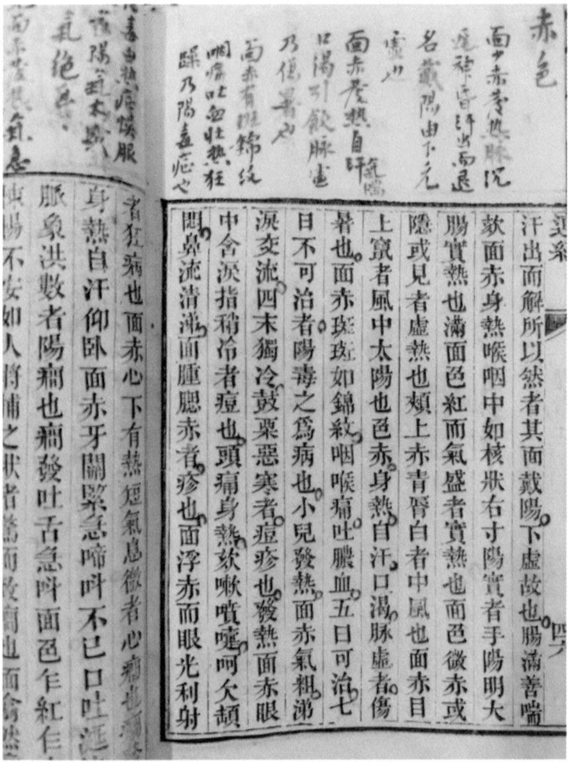
汗出而解所以然者其面戴陽下虛故也腸滿善喘
欬面赤身熱喉咽中如核狀右寸陽實者手陽明大
腸實熱也滿面色紅而氣盛者實熱也面色微赤或
隱或見者虛熱也頰上赤青腎白者中風也面赤目
上竄者風中太陽也色赤身熱自汗口渴脉虛者傷
暑也面赤斑斑如錦紋咽喉痛吐膿血五日可治七
日不可治者陽毒之爲病也小兒發熱面赤氣粗涕
淚交流四末獨冷鼓粟惡寒者痘疹也發熱面赤眼
中含淚指稍冷者痘也頭痛身熱欬嗽噴嚏呵欠頓
悶鼻流清涕面腫腮赤者疹也面浮赤而眼光利射
者狂病也面赤心下有熱短氣息微者心痛也
身熱自汗仰卧面赤牙關緊急啼叫不已口吐涎
脉象洪數者陽癇也癇發吐舌急叫面色乍紅乍

野鸡坞外科历代古籍藏书

【组成】柴胡、茯苓、当归、白术、甘草、白芍、丹皮、黑山栀(黑栀子)各一钱,薄荷五分。水煎服。

本方所治瘰疬,是由肝肾阴亏、肝火郁结、灼津为痰所致。方中玄参清热滋阴,凉血散结;牡蛎软坚散结;贝母清热化痰。三药合用,可使阴复热除,痰化结散,使瘰疬自消。亦可用于痰核、瘿瘤属痰火结聚者。

在学习和诊治过程中,方剂组合亦可用于脖子上的各种包块,如甲状腺结节、淋巴结节等的施治。

综观古往今来,贤哲名医皆熟谙经典,勤于临证,发皇古义,创立新说,这也是中医不断发展的根本。如金元四家之一的刘完素著有《素问玄机原病式》，他认为"法与术，悉出《内经》之玄机"，于刻苦钻研运气学说之后，倡"六气皆从火化"阐发火热病证脉治，创立脏腑六气病机、玄府气液理论。其学术思想至今仍能指导温热病、"温疫"的防治。

读《五脏六腑论》

歙南野鸡坞外科世传医书《壶隐丛编》卷首有《五脏六腑论》，是传统中医认识人体、诊疗疾病的经验之说。何谓五脏六腑？传统中医学把人体内在的重要脏器分为脏和腑两大类，有关脏腑的理论称为藏象学说。藏，通"脏"，指藏于内的内脏；象，指征象或形象。这就是说，内脏虽存于体内，但其生理、病理方面的变化，都有征象表现在外。所以中医学的脏腑学说是通过观察人体外部征象来研究内脏活动规律及其相互关系的。

脏和腑是根据内脏器官的不同功能而加以区分的。五脏，包括心、肝、脾、肺、肾，主要指胸腹腔中内部组织充实的一些器官，它们的共同功能是贮藏精气。精气是指充养脏腑、维持生命活动不可缺少的营养物质。六腑，包括胆、胃、大肠、小肠、膀胱、三焦，大多指的是胸腹腔内一些中空有腔的器官，它们具有消化食物、吸收营养、排泄糟粕的功能。除此之外，还有"奇恒之腑"，指的是在五脏六腑之外，生理功能方面不同于一般腑的一类器官，包括脑、髓、骨、脉、胆、女子胞等。女子胞出自《黄帝内经》，即子宫，其生理功能一为主月经，二为孕育胎儿。中医学里的脏腑，除了指解剖的实质脏器官，更重要的是对人体生理功能和病理变化的概括。因此，虽然中医学里的脏腑与现代医学里的脏器名称大多相同，但其概念、功能却不完全一致，所以不能把两者等同起来。脏腑之间通过经络的联系和气血的贯注，构成了一个有机的整体。在生理状态下，它们之间既分工明确又相互合作，构成了复杂的生理活动。在病理状态下，脏腑之间也是互相影响的。因此它们之间的关系，可从生理和病理变化上反映出来。掌握这些脏腑关系的理论，对临床辨证施治，有一定的指导意义。

有经验的中医通过望闻问切来观察人体，即能辨识病人症结知。传统中医经典《黄帝内经》是很多医家必读的入门书，其中《素问·五脏别论》篇云：“所谓五脏者，藏精气而不泻也，故满而不能实。六腑者，传化物而不藏，故实而不能满也。水谷入口，则胃实而肠虚；食下，则肠实而胃虚，故曰实而不满。”《灵枢·本神》云：“天之在我者德也，地之在我者气也。德流气薄而生者也。故生之来谓之精。”德，古字义，指自己认识的路；气，即节气，五日为一候，三候为一气。天之德，就是天体运行规律；地之气，就是四季寒暑交替；所谓精，是天之德、地之气相抟而来。古人依此发现生命的运动规律，并由此建立中医的医学理论，提供治疗方法。

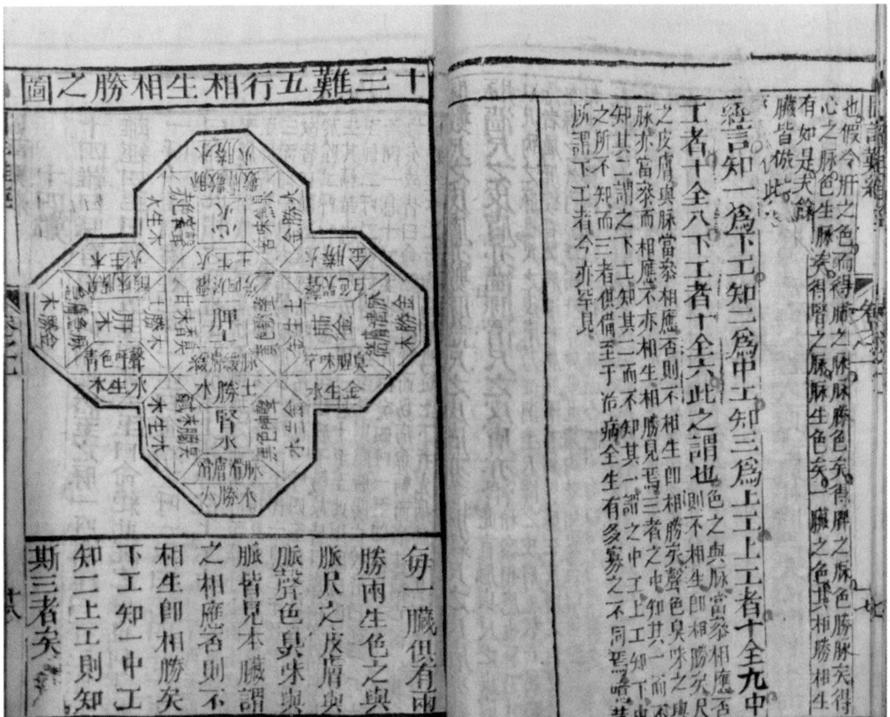

野鸡坞外科历代古籍藏书

人体各脏腑之间，即脏与脏、脏与腑、腑与腑之间通过有机联系形成了一个整体。它们共同完成各种复杂的生理功能，以维持生命活动的正常运行，因而在发生病变时，它们之间又相互影响，或由脏及脏，或由脏及腑，或由腑及腑等。凡两个以上脏腑同时发病者，称为脏腑兼病。

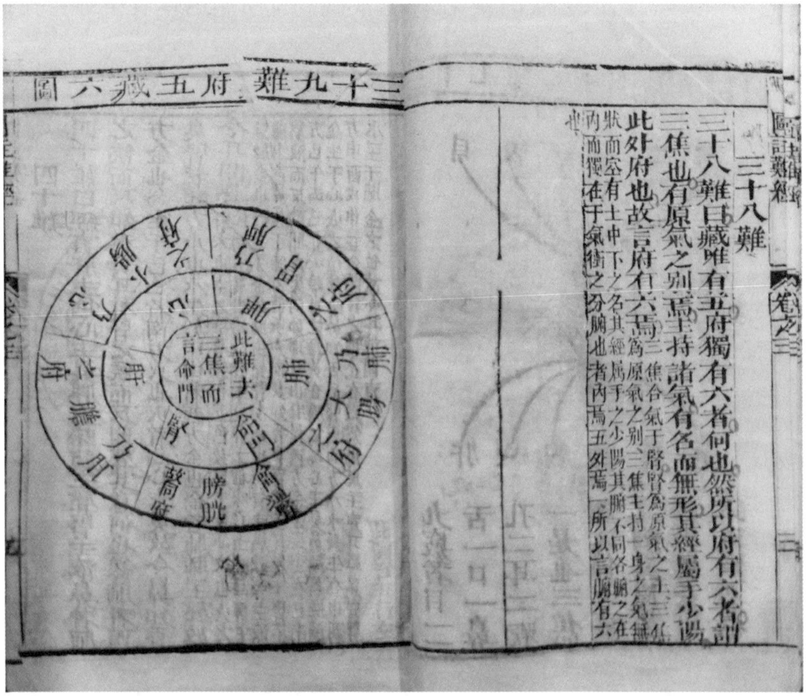

野鸡坞外科历代古籍藏书

脏腑兼病，并不等同于两个以上脏器证候的简单相加，而是在病理上有着一定内在联系且相互影响的规律，如在具有表里关系的脏腑之间，兼病则较为常见；脏与脏之间的病变，可有生克乘侮的兼病关系等。因此，辨证时应当注意辨析脏腑之间有无先后、主次、因果、生克等关系，这样才能明确其病理机制，作出恰当的辨证施治。

从理论上看，脏腑是化生精血津液，促进新陈代谢，维持人体机能活动的主要器官。分别来说，五脏是贮藏精气（指精血、津液）的，六腑主食物的受纳、消化、吸收、传导和排泄。因而脏以藏为主，腑以通为用。

脏腑之间无论是脏与脏、腑与腑，还是脏与腑之间都是互相联系的。五脏与“五体”等组织以及“五官”“七窍”等器官，也都有密切的联系。五脏与五体的关系为心主脉、肝主筋、脾主肌肉、肺主皮毛、肾主骨。五脏与五官七窍的关系为心开窍于舌、肝开窍于目、脾开窍于口、肺开窍于鼻、肾开窍于耳和二阴（鼻孔、眼睛和耳朵各有两个，与嘴共称为七窍，再加“前阴”与“后阴”两窍，又称九窍）。因为五脏与五体、五官七窍相关联，所以五脏的变化，常常反映到其所属的体表组织与孔窍。

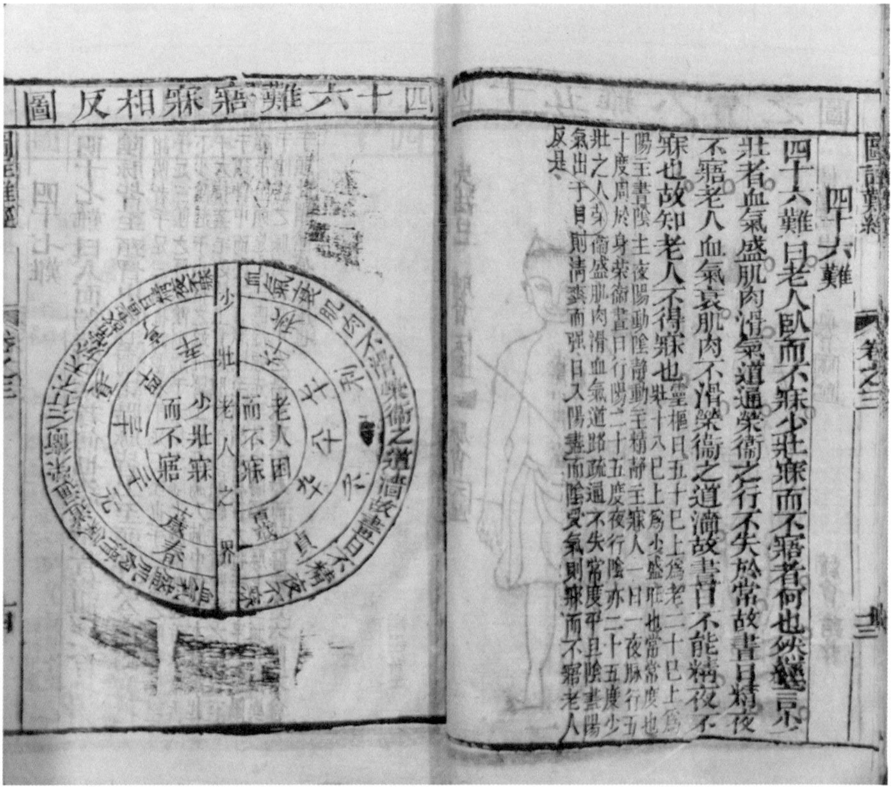

野鸡坞外科历代古籍藏书

研读《五脏六腑论》里的论述，有以下心得：

肝：肝位于腹部，横膈之下，右胁之内。肝的主要生理功能是调畅气机，即气的升降出入运动。肝的疏泄功能正常，则气机调畅，气血和调，经络通利，脏腑器官等的活动也就正常。如果肝的疏泄功能异常，则可能出现气机受阻、肝阳的升发太过两种病证。肝的疏泄功能与脾胃的消化功能相关，关系着脾的升清与胃的降浊之间是否协调平衡；肝的疏泄功能正常，是脾胃消化功能正常运作的一个重要条件。肝的疏泄有助于脾胃的运化，亦有助于胆汁的分泌和排泄，如疏泄正常，则胆汁能正常地分泌和排泄，有助于脾胃的消化和吸收，反之则出现消化功能不良的病变。故古人言，食气入胃，全赖肝气以疏泄，而水谷乃化。

胆：居六腑之首，与肝相连，互为表里。胆储存胆汁，是肝的精气所化生，胆汁注入小肠，以助饮食之物消化，是脾胃运化能够正常进行的重要条件。胆汁的化生和排泄，受肝疏泄功能的控制和调节。肝的疏泄功能正常，则胆汁排泄畅达，脾胃运化功能也健旺；反之胆汁排泄不利，影响脾胃的消化功能，可能出现胆汁外溢而导致黄疸。

胃：又称胃脘，分上、中、下部。胃的上部称上脘，又称贲门；胃的中部称中脘，即胃体的部位；胃的下部称下脘，又称幽门。胃的主要功能是储纳食物，腐熟水谷，胃气以降为顺。胃的迫降作用还包括小肠将食物残渣输于大肠，以及大肠传化糟粕的功能。

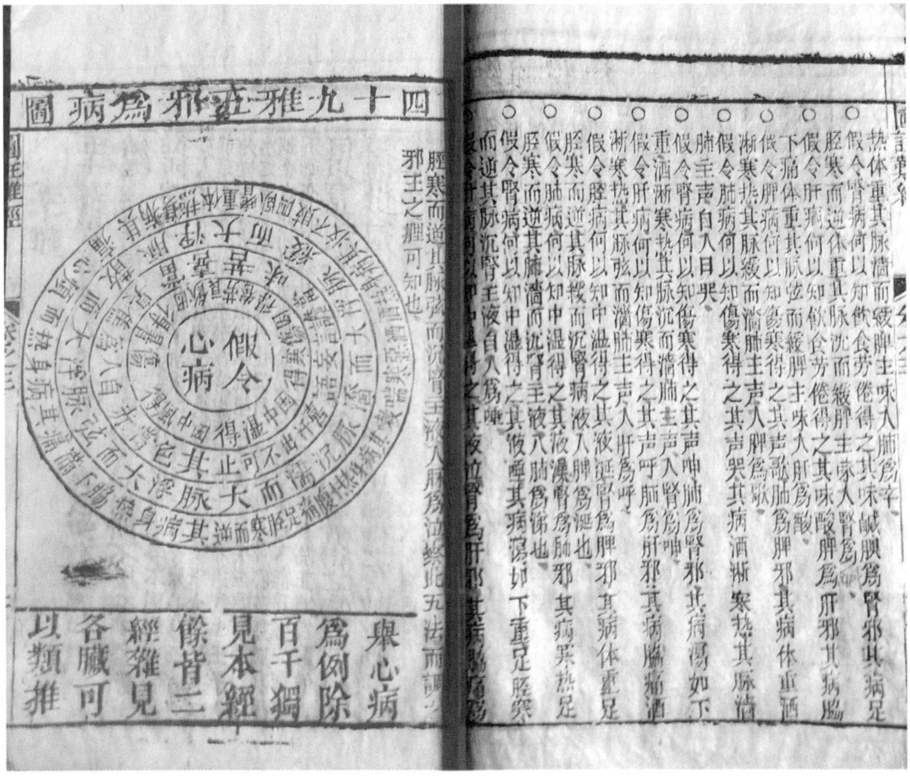

野鸡坞外科历代古籍藏书

脾:位于中焦,在膈之下,主运化、升清、摄血。脾与胃,一脏一腑互为表里,为消化系统的主要脏器,机体的消化运动,主要依赖脾胃的生理功能。脾的运化功能主要有两点:一是运化水谷,即对饮食之物的消化和吸收。脾的功能健旺,水谷精微物质的吸收就充分,身体就健壮,气血就旺盛,所以脾胃又称为后天之本。二是运化水液,主要是指它把被吸收的水谷精微中多余的水分及时转输至肺和肾,通过肺肾的气化功能化为汗和尿排出体外。此外,脾还有造血、摄血的功能,脾气旺盛,气血充足,血液能循正常的轨道运行,反之则气血衰败,血不循经则会出血、溢血、便血。

脏腑辨证,是在认识脏腑生理功能、病变特点的基础上,将四诊所收集到的症状、体征等有关病情资料进行综合分析,从而判断疾病所在的脏腑部位、病因、病性等,是临床治疗提供依据的辨证归类方法。简言之,即以脏腑为纲,对疾病进行辨证。

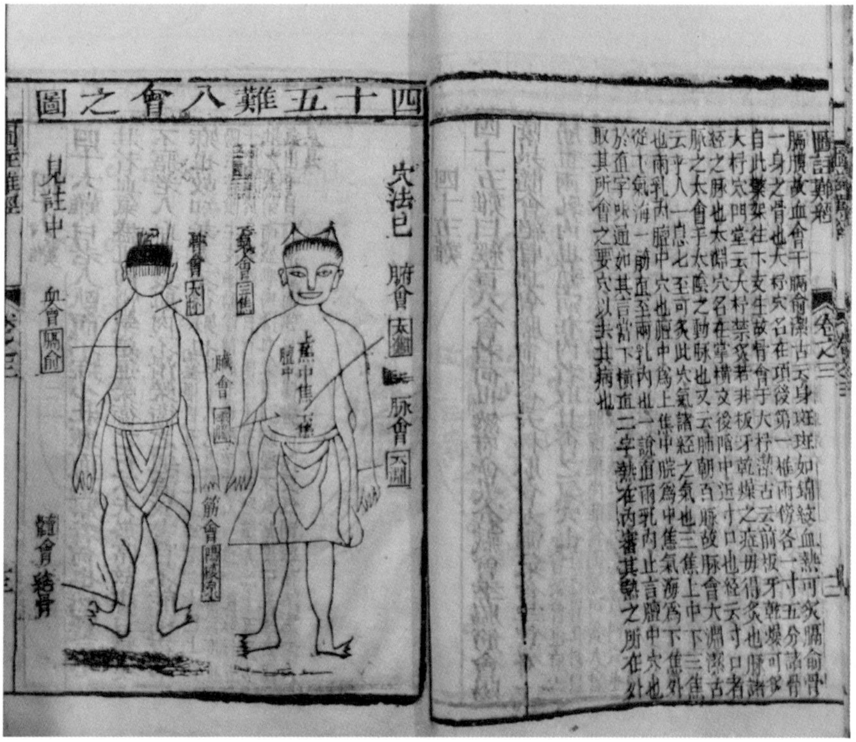

野鸡坞外科历代古籍藏书

脏腑生理功能及其病理变化是脏腑辨证的理论依据。病因、病性辨证是脏腑辨证的基础。在进行脏腑辨证时,要从整体角度分析脏腑病变所属证候。脏腑辨证是中医辨证体系中的重要内容之一,也是中医临床各科辨证的必备基础。

辨证浅析

脏腑辨证主要运用于内、外、妇、儿等科的内伤杂病,具体使用还应与所属之学科特点相结合。

(一) 心病辨证

1. 心血虚证

心血虚证是指由于心血亏虚,不能濡养心脏所表现的证候。

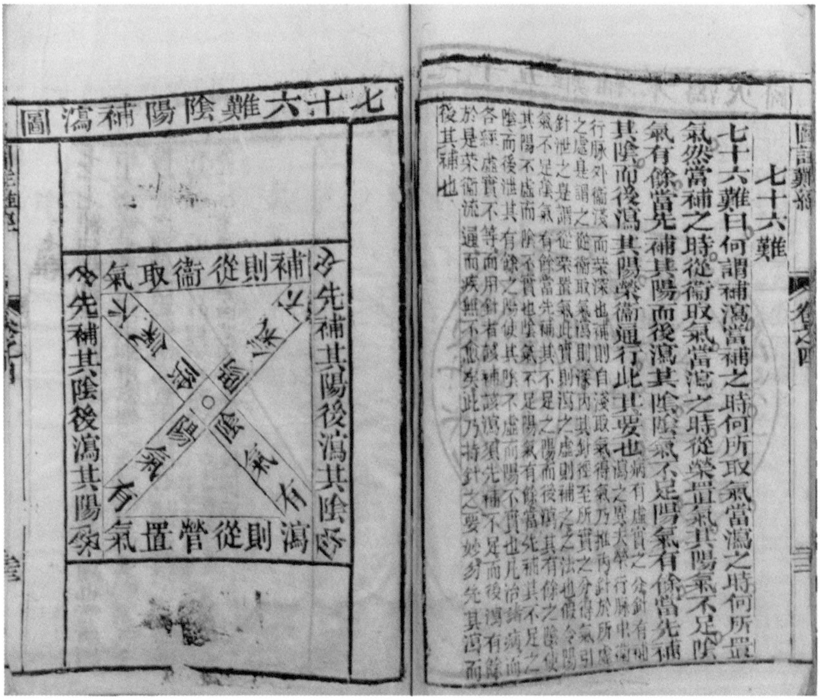

野鸡坞外科历代古籍藏书

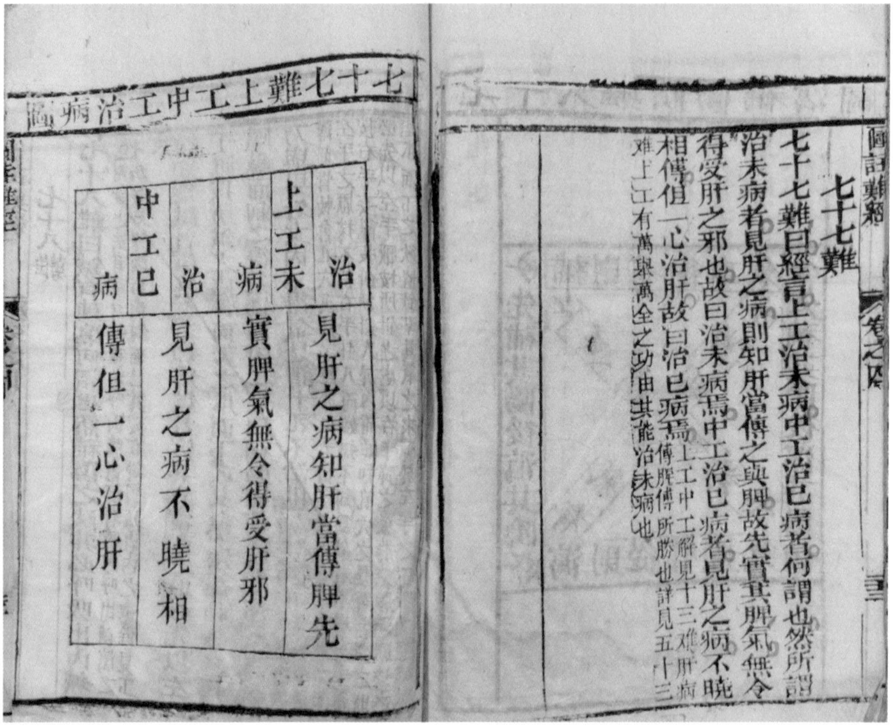

野鸡坞外科历代古籍藏书

具体表现为心悸，头晕，失眠多梦，健忘，面色淡白或萎黄，唇、舌色淡，脉细弱。

本证多由脾虚生血之源亏乏，或失血过多，或久病失养，或劳心耗血所致。

病机分析：心血不足，心失所养，心动失常，故见心悸；血不养心，心神不安，故见失眠、多梦。血虚不上荣于头、面，故见头晕，健忘，面色淡白或萎黄，唇、舌色淡。血少脉道失充，故脉细无力。本证以心悸、失眠及血虚证为主要辨证依据。

2. 心阴虚证

心阴虚证是指由于心阴亏损，虚热内扰所表现的证候。

具体表现为心烦、心悸、失眠、多梦，或见五心烦热，午后潮热，盗汗，两颧发红，舌红少津，脉象细数。

本证多由思虑劳神太过，暗耗心阴，或由热病后期，耗伤阴液，或由肝肾等脏阴亏累及于心所致。

病机分析：心阴亏少，心失所养，心动失常，故见心悸；心失濡养，且虚热扰心，心神不守，则心烦、失眠、多梦。阴不制阳，虚热内生，故五心烦热，午后潮热，盗汗，颧红，舌红少津。脉细数，为阴虚内热之象。本证以悸烦不宁，失眠多梦及阴虚证为辨证要点。

3. 心气虚证

心气虚证是指由于心气不足，鼓动无力，表现以心悸为主症的虚弱证候。

具体表现为心悸、气短、精神疲惫，活动后加重，面色淡白，或有自汗，舌质淡，脉虚。

本证多由素体久虚，或由久病失养，或由年高脏气衰弱等所致。

病机分析：病心气虚，鼓动无力，故见心悸。气虚卫外不固，故自汗；机能活动衰减，故气短、神疲。动则气耗，故活动劳累后诸症加剧。气虚运血无力，气血不充，故面色淡白、舌淡、脉虚。本证以心悸及气虚证为审证要点。

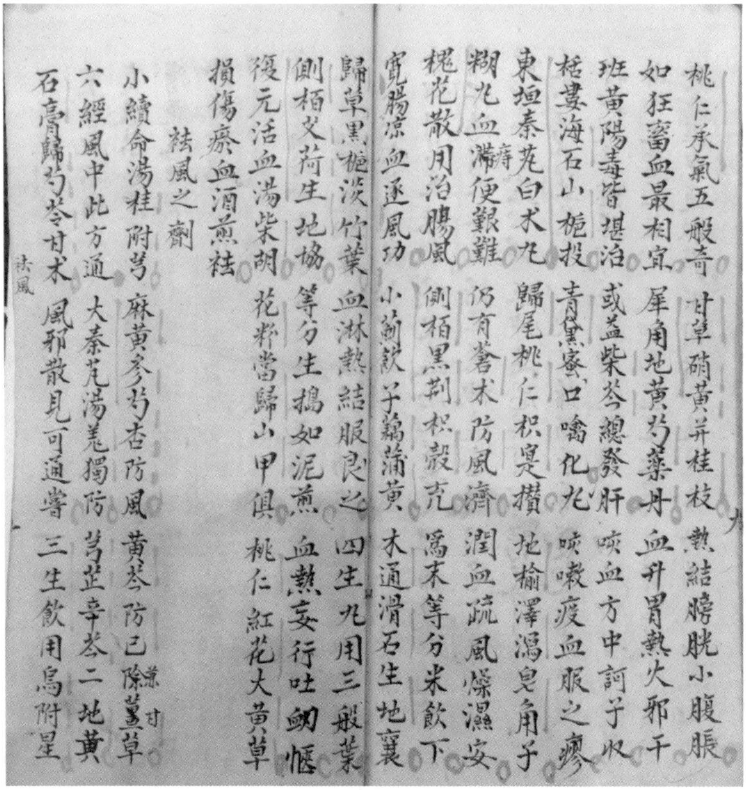
桃仁承氣五般奇　甘草硝黄并桂枝　熱結膀胱小腹脹
如狂畜血最相宜　犀角地黄芍藥丹　血升胃熱火邪干
班黄陽毒皆堪治　或益柴芩總發肝　咳血方中訶子收
栝蔞海石山梔投　青黛蜜丸噙化丸　咳嗽痰血服之瘳
東垣秦艽白术丸　歸尾桃仁枳實攢　地榆澤瀉皂角子
糊丸血滯痔便艱難　仍有蒼术防風濟　潤血疏風燥濕安
槐花散用治腸風　側栢黑荊枳殼充　爲末等分米飲下
寬腸涼血逐風功　小薊飲子藕蒲黄　木通滑石生地襄
歸草黑梔淡竹葉　血淋熱結服良之　四生丸用三般葉
側栢艾荷生地協　等分生搗如泥煎　血熱妄行吐衄愜
復元活血湯柴胡　花粉當歸山甲俱　桃仁紅花大黄草
損傷瘀血酒煎祛
祛風之劑
小續命湯桂附芎　麻黄參芍杏防風　黄芩防己兼除薑草甘
六經風中此方通　大秦艽湯羌獨防　芎芷辛芩二地黄
石膏歸芍苓甘术　風邪散見可通嘗　三生飲用烏附星
祛風

野鸡坞外科历代古籍藏书

4. 心阳虚证

心阳虚证是指由于心阳虚衰，鼓动无力，虚寒内生所表现的证候。

具体表现为心悸怔忡，心胸憋闷或痛，气短，自汗，形寒畏冷，面色㿠白，或面唇青紫，舌质淡胖或紫暗，苔白滑，脉弱或结代。

本证多由心气虚进一步发展而来。

病机分析：心阳虚衰，鼓动无力，心动失常，故轻则心悸，重则怔忡；胸阳不展，故心胸憋闷，气短；温运血行无力，心脉痹阻不通，则见心痛。阳虚温煦失职，故见形寒肢冷；卫外不固则自汗；运血无力，血行不畅，故见面色㿠白或面唇青紫，脉或结或代或弱。舌质淡胖或紫暗，苔白滑，为阳虚寒盛之象。本证以心悸怔忡，胸闷或痛及阳虚证为审证要点。

5. 心阳虚脱证

心阳虚脱证是指由于心阳衰极，阳气暴脱所表现的危重证候。

在心阳虚证表现的基础上，更见突然冷汗淋漓，四肢厥冷，呼吸微弱，面色苍白，或心痛剧烈，口唇青紫，脉微欲绝，甚或神志模糊，昏迷不醒。

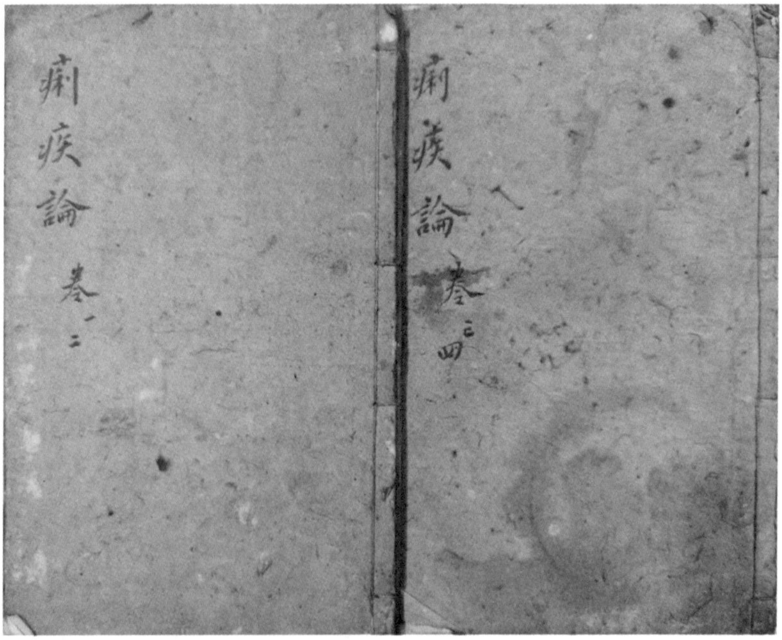

野鸡坞外科历代古籍藏书

本证多为心阳虚证进一步发展的结果，亦有由寒邪暴伤心阳或痰瘀阻塞心窍所致者。

病机分析：阳气衰亡，不能卫外则冷汗淋漓；不能温煦肢体，故四肢厥冷。心阳衰，宗气泄，不能助肺以行呼吸，故呼吸微弱。阳气外亡，温运血行无力，脉道失充，故面色苍白；若血行不畅，瘀阻心脉，则见心痛剧烈，口唇青紫。阳衰，心失温养，神散不收，致神志模糊，甚则昏迷。脉微欲绝，为阳气外亡之征。本证以心阳虚和亡阳的临床表现为诊断依据。

6. 心火亢盛证

心火亢盛证是指由于心火内炽所表现的实热证候。

具体表现为心烦失眠，面赤口渴，身热，便秘溲黄，舌尖红绛，苔黄，脉数。或见口舌赤烂疼痛，或兼见小便赤、涩、灼、痛，或见吐血、衄血，甚或狂躁谵语、神志不清等。

本证多由情志抑郁，气郁化火，或火热之邪内侵，或过食辛热、温补之品，久蕴化火，内炽于心所致。

病机分析：心火内炽，侵扰心神，故见心烦失眠。火邪伤津，故口渴，便秘，尿黄；火热炎上则面赤，舌尖红绛；血行加速，则脉数。若以口舌生疮、赤烂疼痛为主症者，常称为“心火上炎证”，若兼小便赤、涩、灼、痛者，习称“心热下移证”；若吐血、衄血表现突出者，则又称“心火迫血妄行证”；若以狂躁谵语，神志不清为主症者，则常称“火热闭扰心神证”。总之，本证以神志症状及舌、脉出现火热炽盛之象为审证要点。

7. 心脉痹阻证

心脉痹阻证是指由于瘀血、痰浊、阴寒、气滞等因素阻痹心脉，而出现以心悸怔忡，胸闷心痛为主症的一类证候。

具体表现为心悸怔忡，心胸憋闷作痛，痛引肩背内臂，时作时止。或见痛如针刺，舌暗或有青紫斑点，脉细涩或结代；或见心胸闷痛，体胖痰多，身重困倦，舌苔白腻，脉沉滑或沉涩；或见遇寒痛剧，得温痛减，形寒肢冷，舌淡苔白，脉沉迟或沉紧；

或见疼痛而胀，胁胀，常喜太息，舌淡红，脉弦。

本证多由正气先虚，心阳不振，有形之邪阻滞心脉所致。因其成因之不同，又有瘀阻心脉证、痰阻心脉证、寒凝心脉证、气滞心脉证等名。

病机分析：心阳不振，失于温养，心动失常，故见心悸怔忡。阳气不宣，血行无力，心脉痹阻，故心胸憋闷疼痛。手少阴心经之脉直行上肺出腋下，循内臂，故痛引肩背内臂。

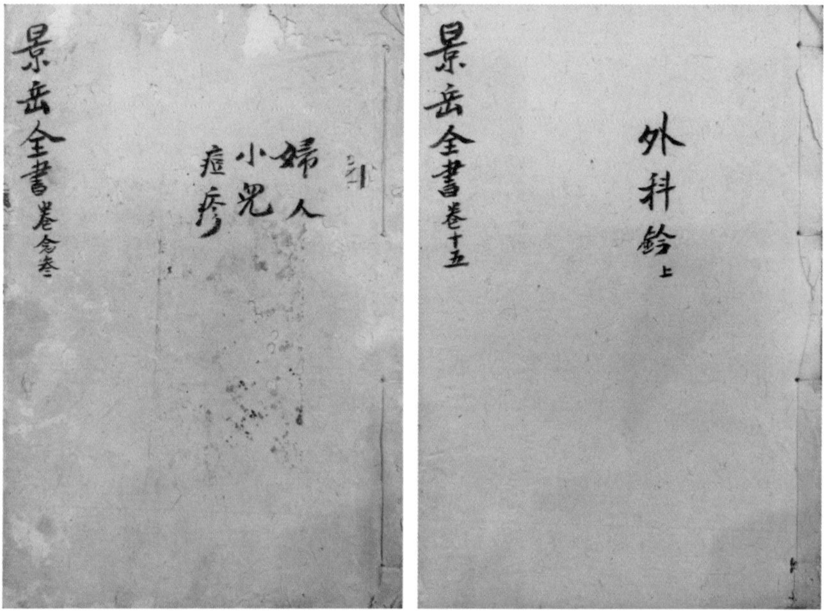

野鸡坞外科历代古籍藏书

瘀阻心脉的疼痛以刺痛为特点，伴见舌暗，或有青紫色瘀斑瘀点，脉细涩或结代等瘀血内阻的症状；痰阻心脉的疼痛以闷痛为特点，患者多见体胖痰多，身重困倦，苔白腻，脉沉滑或沉涩等痰浊内盛的症状；寒凝心脉的疼痛以痛势剧烈，突然发作，得温痛减为特点，伴见畏寒喜温，肢冷，舌淡苔白，脉沉迟或沉紧等寒邪内盛的症状；气滞心脉的疼痛以胀痛为特点，其发作往往与精神因素有关，常伴见胁胀，善太息，脉弦等气机郁滞的症状。

本证以心悸怔忡，心胸憋闷作痛为审证依据，但因致痛之因有别，故应分辨疼痛特点及兼症以审证求因。

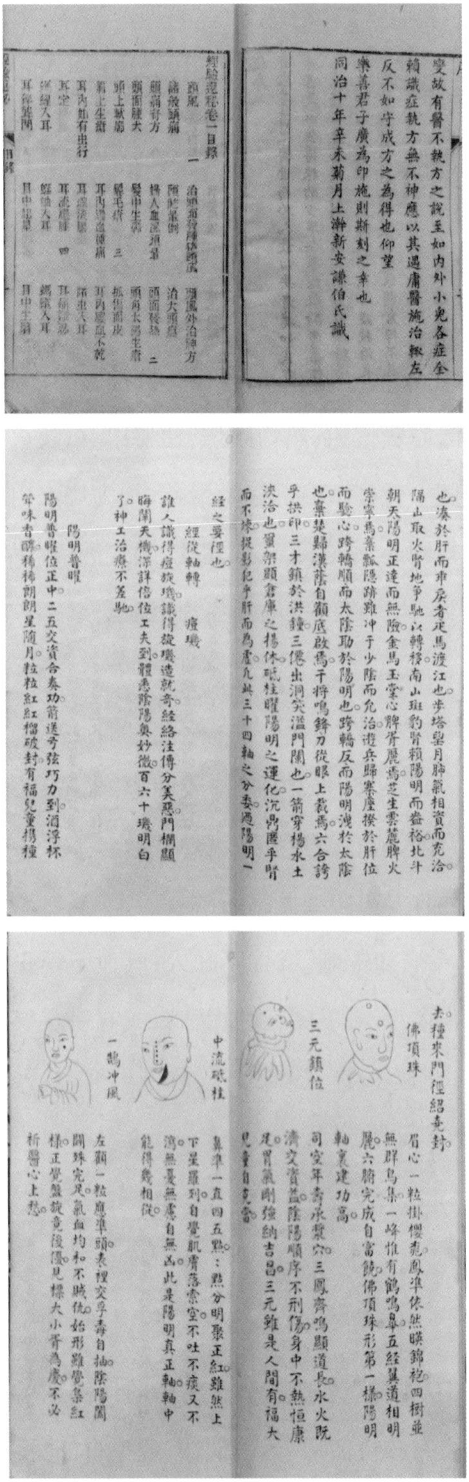

野鸡坞外科历代古籍藏书

8. 痰蒙心神证

痰蒙心神证是指由于痰浊蒙蔽心神所致，表现以神志异常为主症的证候。又称痰迷心窍证，痰迷心包证。

具体表现为意识模糊，甚则昏不知人，或精神抑郁，表情淡漠，神志痴呆，喃喃独语，举止失常。或突然昏扑，不省人事，口吐涎沫，喉中痰鸣。并见面色晦滞，胸闷呕恶，舌苔白腻，脉滑。

本证多由感受湿浊之邪，阻遏气机，或由情志不遂，气机郁滞，气不行津，津聚为痰，或由痰浊挟肝风内扰，痰浊蒙蔽心神所致。

病机分析：痰浊蒙蔽心窍，神明失司，故见意识模糊，甚则昏不知人。气郁痰凝，痰气搏结，阻蔽神明，则见神志痴呆，精神抑郁，表情淡漠，喃喃独语，举止失常。若痰浊挟肝风闭阻心神，故突然昏扑，不省人事，口吐涎沫，喉中痰鸣。痰浊内阻，清阳不升，浊气上泛，故面色晦暗。胃失和降，胃气上逆，则胸闷作呕。舌苔白腻，脉滑，均为痰浊内盛之征。本证以神志异常和痰浊内盛见症为审证要点。

9. 痰火扰神证

痰火扰神证是指由于火热痰浊侵扰

心神所致，表现以神志异常为主症的证候。

具体表现为发热烦躁，面赤口渴，气粗，便秘尿黄，吐痰色黄，或喉间痰鸣，胸闷，心烦不寐，甚则狂越妄动，打人毁物，胡言乱语，哭笑无常，或见神昏谵语，舌质红，苔黄腻，脉滑数。

本证多由情志刺激，气机郁滞化火，煎熬津液为痰，或外感湿热之邪，蕴成痰火，或外感热邪，灼津为痰，痰火内扰所致。

病机分析：痰火扰神有外感和内伤之分。外感热病中，痰火扰乱心神，见神昏谵语，躁扰发狂。里热蒸腾上炎，则面红耳赤，呼吸气粗；热灼津伤，便秘尿黄；痰火内盛，吐痰黄稠，或喉间痰鸣，痰阻气机则胸闷。舌红，苔黄腻，脉滑数，均为痰火内盛之象。内伤杂病中，痰火内盛，闭扰心神，轻则心烦失眠，重则发狂，胡言乱语，哭笑无常，狂越妄动，打人毁物。本证以神志异常和痰火内盛的见症为审证要点。

10. 瘀阻脑络证

瘀阻脑络证是指由于瘀血犯头，阻滞脑络，表现以头痛、头晕为主症的证候。

具体表现为头痛、头晕经久不愈，痛处固定不移，痛如锥刺，或健忘、失眠、心悸，或头部外伤后昏不知人，面晦不泽，舌质紫暗，或有瘀点瘀斑，脉细涩。

本证多由头部外伤后，或由久病入络，瘀血内停，阻塞脑络所致。

病机分析：瘀血阻滞脑络，不通则痛，故头痛如锥刺，或昏不知人；气血不得正常流布，脑失所养，则头晕时作。痛处固定不移，面晦不泽，舌质紫暗，或有瘀点瘀斑，脉细涩，均为瘀血内阻之征。瘀血不去，新血不生，心神失养，故可见健忘、失眠、心悸等症。本证以头痛、头晕及瘀血证为审证要点。

（二）肺病辨证

1. 肺气虚证

肺气虚证是指由于肺机能减弱，其主气、卫外功能失职所表现的虚弱证候。

具体表现为咳喘无力，少气短息，动则益甚，咳痰清稀，语声低怯，或见自汗、畏风，易于感冒，神疲体倦，面色淡白，舌淡苔白，脉弱。

本证多由久病咳喘，耗伤肺气，或由脾虚水谷精气化生不足，肺失充养所致。

病机分析：肺气亏虚，宣降失权，气逆于上，且宗气生成不足，呼吸功能减弱，故咳喘无力；动则耗气，且咳喘益甚；津液不布，聚而为痰，随肺气上逆，则吐痰清稀。肺气虚，宗气衰少，走息道以行呼吸功能衰退，故少气短息，语声低怯。面色淡白，神疲体倦，舌淡苔白，脉弱，均为气虚机能衰减之象。若肺气虚，不能宣发卫气于肌表，腠理不密，表卫不固，故见自汗、畏风，且易受外邪侵袭而患感冒。本证以咳喘无力，吐痰清稀及气虚见症为审证要点。

2. 肺阴虚证

肺阴虚证是指由于肺阴不足，失于清肃，虚热内生所表现的证候。若虚热内扰之症不明显，则称为津伤肺燥证。

具体表现为干咳少痰，或痰少而黏，不易咯出，口燥咽干，形体消瘦，五心烦热，午后潮热，盗汗，颧红，或痰中带血，声音嘶哑，舌红少津，脉细数。

本证多由燥热伤肺，或由痨虫蚀肺，耗伤肺阴，或由汗出伤津，阴津耗泄，或由久咳不愈，耗损肺阴，肺阴亏虚所致。

病机分析：肺为娇脏，性喜清润，职司清肃，肺阴不足，虚热内生灼肺，以致肺热叶焦，失于清肃，气逆于上，故干咳无痰，或痰少而黏，难以咯出，甚则虚火灼伤肺络，络伤血溢，则痰中带血。肺阴不足，咽喉失润，且为虚火所蒸，以致声音嘶哑。阴虚阳无所制，虚热内炽，故午后潮热，五心烦热；热扰营阴则盗汗；虚火上炎，故两颧发红；阴液不足，失于滋养，则口燥咽干，形体消瘦。舌红少津，脉细数，为阴虚内热之象。本证以干咳或痰少而黏和阴虚内热见症为辨证要点。

3. 风寒犯肺证

风寒犯肺证是指由于风寒之邪侵袭肺表，肺卫失宣所表现的证候。

具体表现为咳嗽，咳痰清稀，微有恶寒发热，鼻塞，流清涕，喉痒，或见身痛无汗，舌苔薄白，脉浮紧。

本证多由外感风寒之邪，侵袭肺卫，致使肺气失宣所致。

病机分析：肺合皮毛，且为娇脏，外感风寒，袭表犯肺，肺气被束，失于宣降，故咳嗽；肺津不布，聚成痰饮，随肺气逆于上，故咳吐痰液清稀。鼻为肺窍，肺气失宣，则鼻塞流涕。肺主气属卫，风寒犯表，损伤卫阳，肌表失于温煦，故见微恶风寒，卫阳被遏则发热。寒邪凝滞经络，经气不利，故见头身疼痛；寒性收引，腠理闭塞，故见无汗。舌苔薄白，脉浮紧，为感受风寒之征。本证以咳嗽，痰液清稀和风寒表证并见为审证要点。

4. 风热犯肺证

风热犯肺证是指风热邪气侵袭肺系，肺卫受病所表现的证候。本证在三焦辨证中属上焦病证，在卫气营血辨证中则属卫分证。

具体表现为咳嗽，痰稠色黄，鼻塞，流浊涕，发热微恶风寒，口干渴，或咽喉疼痛，舌尖红，苔薄黄，脉浮数。

本证多由外感风热之邪，侵犯肺卫所致。

病机分析：风热袭肺，肺失清肃，肺气上逆，故咳嗽；肺气失宣，鼻窍不利，津液为热邪所熏，故鼻塞，流浊涕；风热上扰，咽喉不利，故咽痛。肺主气属卫，肺卫受邪，卫气抗邪则发热；卫气郁遏，肌表失于温煦，故恶寒。热伤津液则口干渴。舌尖红，苔薄黄，脉浮数，为风热

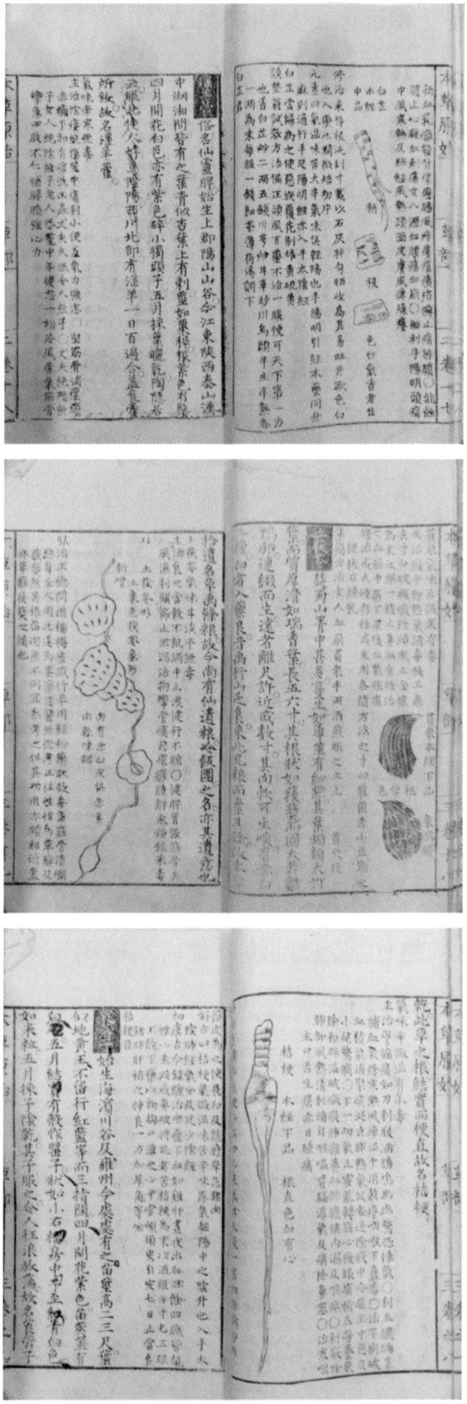

野鸡坞外科历代古籍藏书

袭表犯肺之征。本证以咳嗽和风热表证并见为辨证要点。

5. 燥邪犯肺证

燥邪犯肺证是指由于外界燥邪侵犯肺卫，肺系津液耗伤所表现的证候。又称燥气伤肺证，亦称肺燥（外燥）证。据其偏寒、偏热之不同，又有温燥、凉燥之分。

具体表现为干咳少痰，或痰黏难咯，甚则胸痛，痰中带血，口、唇、鼻、咽干燥，或见鼻衄，咯血，便干溲少，苔薄而干燥少津，发热，微恶风寒，无汗或少汗，脉浮数或浮紧。

本证多由秋令之季，感受燥邪，耗伤肺津，肺卫失和，或由风温之邪化燥伤津所致。初秋感燥，燥偏热，多病温燥；深秋感燥，燥偏寒，多病凉燥。

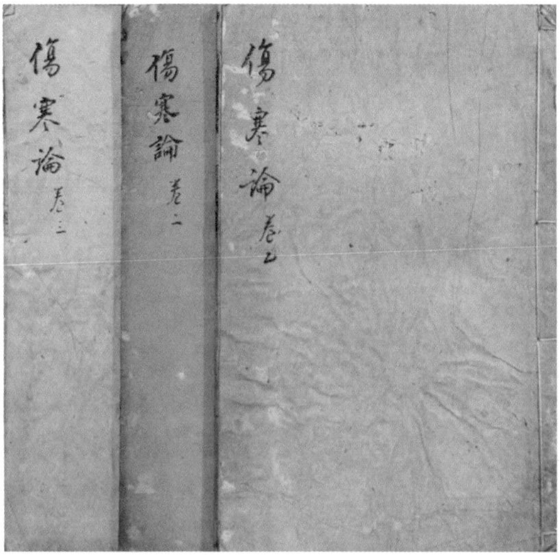

野鸡坞外科历代古籍藏书

病机分析：肺喜润恶燥，职司清肃，燥邪犯肺，易伤肺津，肺失滋润，清肃失职，故干咳无痰，或痰少而黏，难以咯出，甚则咳伤肺络，而见胸痛咯血。“燥胜则干”，燥邪伤津，失于滋润，则见口、唇、鼻、咽干燥；肠道失润，故大便干燥；尿源不足则溲少。燥袭卫表，卫气失和，故见发热微恶风寒。若燥与寒并，寒主收引，腠理闭塞，故见无汗，脉浮紧；燥与热合，腠理开泄，则见少汗，脉浮数。苔薄而干燥少津，为燥邪袭表犯肺之象。本证以肺系症状及干燥少津为审证要点。

6. 肺热炽盛证

肺热炽盛证是指由于邪热内盛于肺，肺失清肃所表现的肺经实热证候，简称肺热证或肺火证。本证在卫气营血辨证中属气分证，在三焦辨证中属上焦病证。

具体表现为发热，口渴，咳嗽，气喘，鼻煽气灼，胸痛，咽喉红肿疼痛，小便短赤，大便秘结，舌红苔黄，脉数。

本证多由外邪感风热入里,或由风寒之邪入里化热,蕴结于肺所致。

病机分析:热邪犯肺,肺失清肃,气逆于上,故见咳嗽,气喘;肺热上熏咽喉,气血壅滞,故咽喉红肿疼痛。肺开窍于鼻,邪热迫肺,肺气不利,故见鼻煽气灼。里热蒸腾则发热;伤津则口渴,便秘,小便短赤。舌红苔黄,脉数,为邪热内盛之征。本证以肺系症状和里实热证并见为审证要点。

7. 痰热壅肺证

痰热壅肺证是指由于痰热互结,壅闭于肺,致使肺失宣降所表现的肺经实热证候,又称痰热阻肺证。

具体表现为咳嗽,咯痰黄稠而量多,胸闷,气喘息粗,甚则鼻翼煽动,或喉中痰鸣,烦躁不安,发热口渴,或咳吐脓血腥臭痰,胸痛,大便秘结,小便短赤,舌红苔黄腻,脉滑数。

本证多由外邪犯肺,郁而化热,热伤肺津,炼液成痰,或素有宿痰,内蕴日久化热,痰与热结,壅阻于肺所致。

病机分析:痰热壅阻于肺,肺失清肃,肺气上逆,故咳嗽,胸闷,气喘息粗;甚则肺气郁闭,鼻翼煽动。痰热互结,随肺气上逆,故咯痰黄稠而量多,或喉中痰鸣。若痰热阻滞肺络,气滞血壅,肉腐血败,则见咳吐脓血腥臭痰,胸痛。里热炽盛,蒸达于外,故发热;侵扰心神则烦躁不安,灼伤阴津,则见口渴,便秘,小便黄赤。舌红苔黄腻,脉滑数,为痰热内盛之征。本证以咳喘、痰多及里实热证并见为审证要点。

8. 寒痰阻肺证

寒痰阻肺证是指由于寒邪与痰浊交并,壅阻于肺,肺失宣降所表现的证候。

具体表现为咳嗽痰多,痰质黏稠,或清稀色白,量多,胸闷,或见喘哮痰鸣,形寒肢冷,舌质淡,苔白腻或白滑,脉濡缓或滑。

本证多由素有痰疾,罹感寒邪,内客于肺,或由寒湿外邪侵袭于肺,或由中阳不足,寒从内生,聚湿成痰,上干于肺所致。

病机分析:寒痰阻肺,肺失宣降,肺气上逆,故咳嗽,气喘,痰多色白;痰气搏结,上涌气道,故喉中痰鸣而发哮;寒痰凝闭于肺,肺气不利,故胸膈满闷。寒性阴凝,阳气被郁而不达，肌肤失于温煦，故形寒肢冷。舌淡，苔白腻或白滑，脉濡缓或滑，均为寒痰内盛之象。本证以咳喘并见寒痰内盛为审证要点。

9. 饮停胸胁证

饮停胸胁证是指由于水饮停于胸胁，气机受阻，表现为胸胁饱胀，咳唾引痛为主症的证候，又称悬饮。

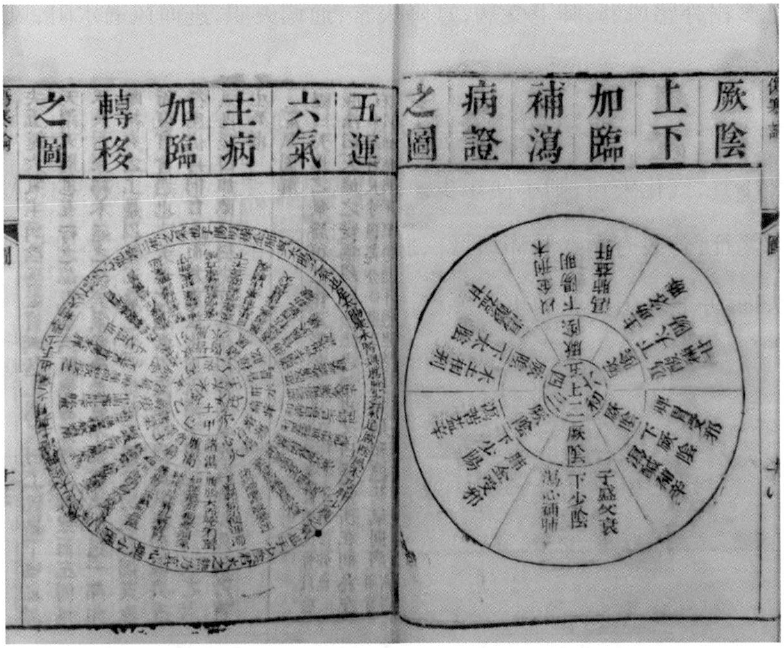

野鸡坞外科历代古籍藏书

具体表现为胸胁胀闷疼痛，咳唾痛甚，气息短促，或眩晕，身体转侧或呼吸时胸胁部牵引作痛，舌苔白滑，脉沉弦。

本证多由中阳素虚，气不化水，水停为饮，或由外邪侵袭，肺失通调，水液运行输布障碍，停聚为饮，流注胁间所致。

病机分析：胸胁为气机升降之道，饮停胸胁，气道受阻，络脉不利，故胸胁饱胀疼痛；水饮上迫于肺，肺气不利，故咳时疼痛加剧，气短息促。饮邪遏阻，清阳不升，故见眩晕。沉脉主里，弦脉主饮，主痛，饮邪结聚，胸胁疼痛，故脉沉弦。苔白滑，亦为水饮内停之征。本证以胸胁胀闷疼痛，咳唾引痛为审证要点。

10. 风水相搏证

风水相搏证是指由于风邪侵袭，肺失宣降，不能通调水道，水湿泛溢肌肤所表现的证候。属阳水范畴。

具体表现为眼睑头面先肿，继而遍及全身，小便短少，来势迅猛，皮肤薄而亮，并兼有恶寒，发热，无汗，舌苔薄白，脉象浮紧。或兼见咽喉肿痛，舌红，脉象浮数。

本证多由外感风邪，肺卫受病，宣降失常，通调失职，进而风遏水阻，风水相搏，泛溢肌肤所致。

病机分析：风为阳邪，上先受之，风水相搏，故水肿起于眼睑头面，继而遍及全身。上焦不宣，气化失司，则小便短少。若伴见恶寒发热，无汗，苔薄白，脉浮紧，为风水偏寒之征；若兼有咽喉肿痛，舌红，脉浮数，为风水偏热之象。本证以水肿骤起于眼睑头面，并兼表卫症状为审证要点。

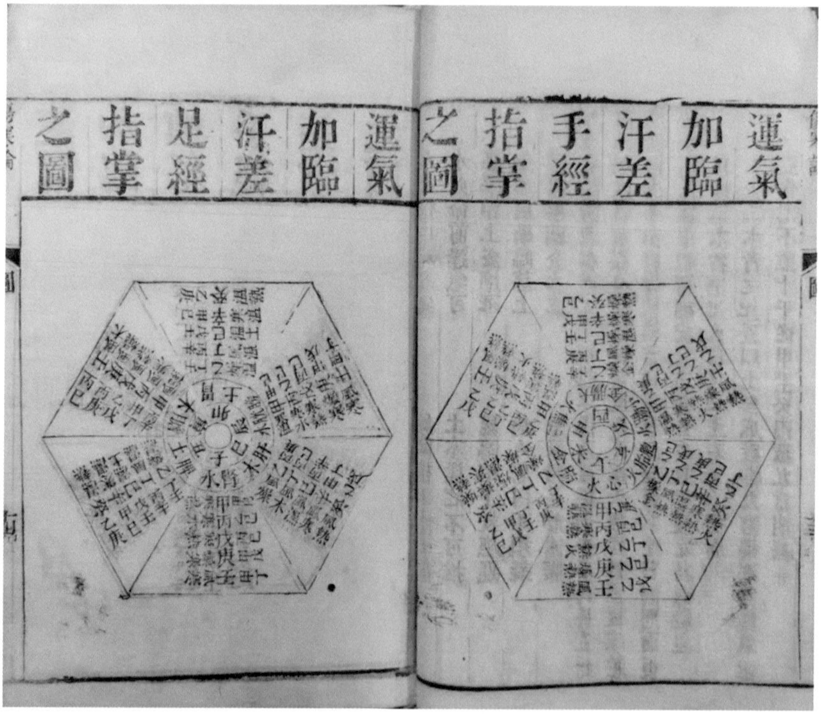

野鸡坞外科历代古籍藏书

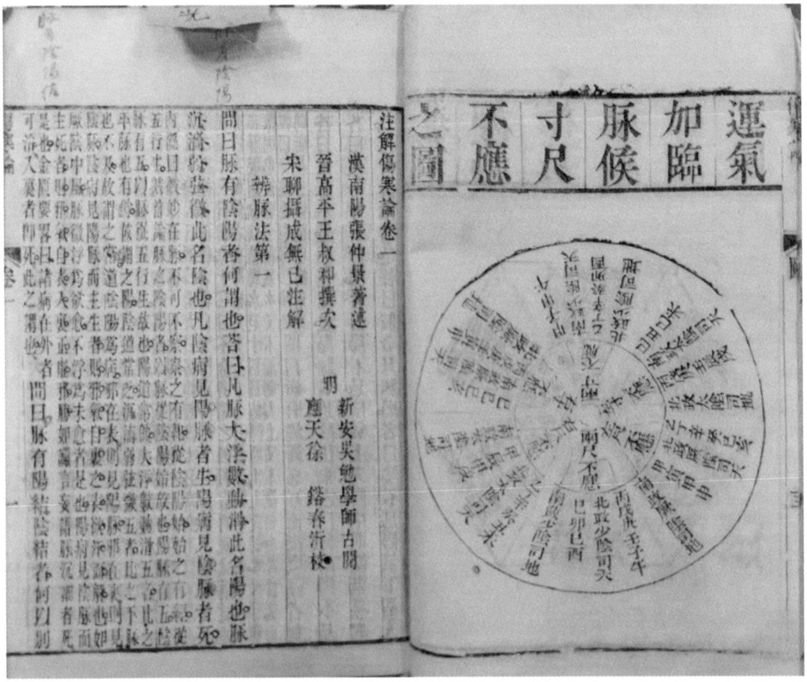

野鸡坞外科历代古籍藏书

（三）脾病辨证

1. 脾气虚证

脾气虚证是指由于脾气不足，运化失职所表现的虚弱证候，亦称脾失健运证。

具体表现为腹胀纳少，食后胀甚，大便溏薄，肢体倦怠，神疲乏力，少气懒言，形体消瘦，面色萎黄，或见肥胖，浮肿，舌淡苔白，脉缓弱。

本证多由饮食不节，或由劳倦过度，或由忧思日久，损伤脾土，或由禀赋不足，素体虚弱，或由年老体衰，或由大病初愈，调养失慎等所致。

病机分析：脾主运化，脾气虚弱，健运失职，输精、散精无力，水湿不运，故见腹胀纳少；食后脾气愈困，故腹胀愈甚；食入不消，清浊不分，注入肠道，则见大便溏薄。脾为气血生化之源，脾虚化源不足，不能充达肢体、肌肉，故肢体倦怠，形体消瘦；面部失荣，故面色萎黄。脾气虚，水谷精气化生不足，宗气亦虚，故少气懒言。若脾气虚，水湿不运，泛溢肌肤，则可见浮肿、体胖。舌淡苔白，脉缓弱，为脾气虚弱之征。本证以食少腹胀、便溏及气虚证为主要辨证依据。

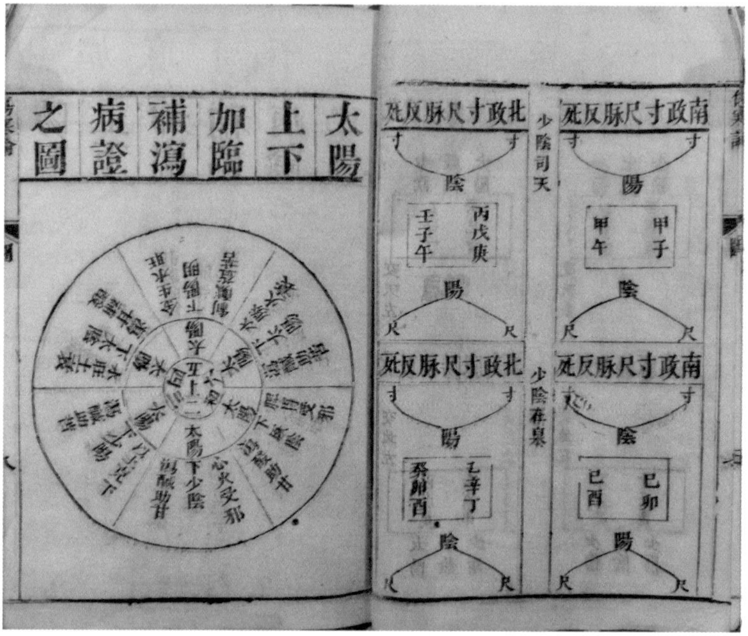

野鸡坞外科历代古籍藏书

2. 脾虚气陷证

脾虚气陷证是指由于脾气亏虚，升举无力而反下陷所表现的证候，又称脾气下陷证、中气下陷证。

具体表现为脘腹重坠作胀，食后益甚，或便意频数，肛门重坠，或久泄不止，甚或脱肛，或子宫下垂，或小便浑浊如米泔。常伴见气短乏力，倦怠懒言，头晕目眩，面白无华，食少便溏，舌淡苔白，脉缓弱等。

本证多由脾气虚进一步发展，或由久泄久痢，或由劳累太过，或由妇女孕产过多，产后失于调护等原因损伤脾气所致。

病机分析：脾气主升，能升发清阳，举托内脏。脾气虚衰，升举无力，内脏失于举托，故脘腹重坠作胀，食后更甚。中气下陷，故便意频数，肛门重坠，或久泄不止，甚或脱肛，或子宫下垂。脾主散精，精微不能正常输布，清浊不分，反注膀胱，故见小便浑浊如米泔。清阳不升，头目失养，故见头晕目眩。脾气虚弱，健运失职，故见食少，便溏；化源亏乏，机能活动衰退，故见气短乏力，倦怠懒言，面白无华，舌淡白，脉缓弱。本证以体弱气坠，内脏下垂等症为审证要点。

3. 脾阳虚证

脾阳虚证是指由于脾阳虚衰，失于温运，阴寒内生所表现的虚寒证候，又称脾虚寒证。

具体表现为纳少腹胀，腹痛绵绵，喜温喜按，形寒气怯，四肢不温，面白不华或虚浮，口淡不渴，大便稀溏，或见肢体浮肿，小便短少，或见女子带下量多而清稀色白，舌质淡胖或有齿痕，苔白滑，脉沉迟无力。

本证多由脾气虚衰进一步发展而成，或由饮食失调，过食生冷，或由寒凉药物太过，损伤脾阳，或由肾阳不足，命门火衰，火不生土所致。

病机分析：脾阳虚衰，运化失权，故见纳少腹胀，大便稀溏；阳虚阴盛，寒从内生，寒凝气滞，故见腹痛喜温喜按。若脾阳虚，水湿不运，泛溢肌肤，则见肢体浮肿；水湿下注，损伤带脉，带脉失约，则见女子白带清稀量多。阳虚温煦失职，故见形寒肢冷，面白无华或虚浮。舌质淡胖或有齿痕，苔白滑，脉沉迟无力，均为阳虚、水寒之气内盛之征。本证以脾虚失运，消化机能减弱与虚寒之象并见为辨证要点。

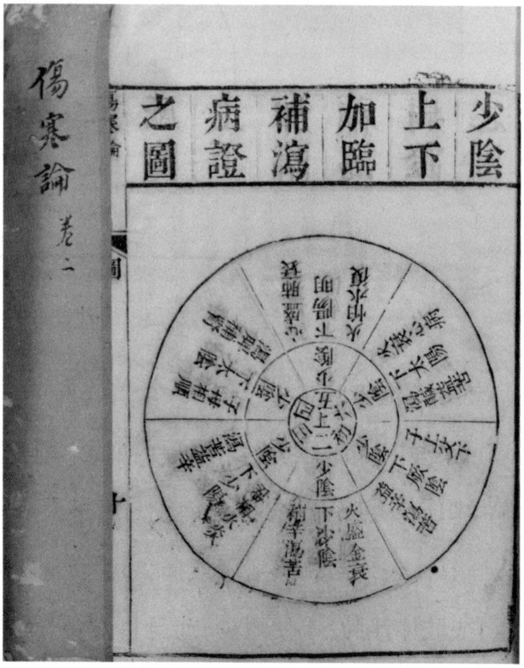

野鸡坞外科历代古籍藏书

4. 脾不统血证

脾不统血证是指由于脾气虚弱，不能统摄血液，而致血溢脉外为主要表现的证候，又称气不摄血证。

具体表现为面色萎黄或苍白无华，食少便溏，神疲乏力，气短懒言，并见出血，或便血、溺血，或肌衄、鼻衄，或女子月经过多、崩漏，舌淡，脉细无力。

本证多由久病气虚，或劳倦过度，损伤脾气，气虚统血失权所致。

病机分析：脾统血，责之于脾气。脾气亏虚，统血无权，则血溢脉外而见出血诸症。溢于胃肠，则见便血；溢于膀胱，则见溺血；溢于肌肤，则见皮下出血（亦称阴斑）；冲任不固，则女子月经过多，甚或崩漏。脾气虚弱，运化失职，故见食少便溏；化源亏少，失于滋养，机能衰减，故见面色萎黄或苍白无华，神疲乏力，短气懒言。舌淡苔白，脉细无力，为脾气虚弱，化源不足之象。本证以脾气虚证和出血表现为审证要点。

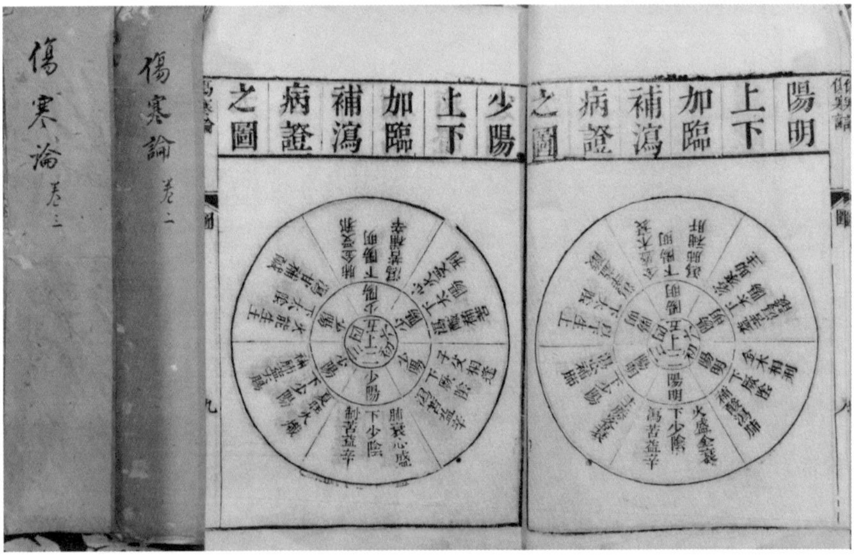

野鸡坞外科历代古籍藏书

5. 寒湿困脾证

寒湿困脾证是指由于寒湿内盛，中阳受困所表现的证候，又称湿困脾阳证、寒湿中阻证。在六经辨证中，一般归属于太阴病证。

具体表现为脘腹痞闷或痛，口腻纳呆，泛恶欲吐，口淡不渴，腹痛便溏，头身困重，或肢体浮肿，小便短少，或身目发黄，其色晦暗不泽，或女子白带量多，舌体胖，苔白腻或白滑，脉缓弱或沉细。

本证多由饮食失节，过食生冷，寒湿停滞中焦所致；或由冒雨涉水，久居潮湿，气候阴雨，寒湿内侵伤中所致；或由嗜食肥甘，湿浊内生，困阻中阳所致。

病机分析：脾喜燥恶湿，与胃相表里，寒湿内盛，中阳受困，脾胃升降失常，脾气被遏，运化失司，故见脘腹痞闷或痛，纳少，便溏；胃失和降，胃气上逆，故泛恶欲呕。若阳气被寒湿所遏，不能温化水湿，泛溢肌肤，可见肢体浮肿，小便短少。湿为阴邪，其性重浊，流注肢体，阻遏清阳，故头身困重。寒湿困阻中阳，肝胆疏泄失职，胆汁外溢，则见面目肌肤发黄，其色晦暗不泽。若寒湿下注，损伤带脉，带脉失约，可见女子白带量多。口淡不渴，舌体胖，苔白滑或白腻，脉缓弱或沉细，均为寒湿内盛之象。本证以脾胃纳运功能障碍及寒湿内盛的表现为审证要点。

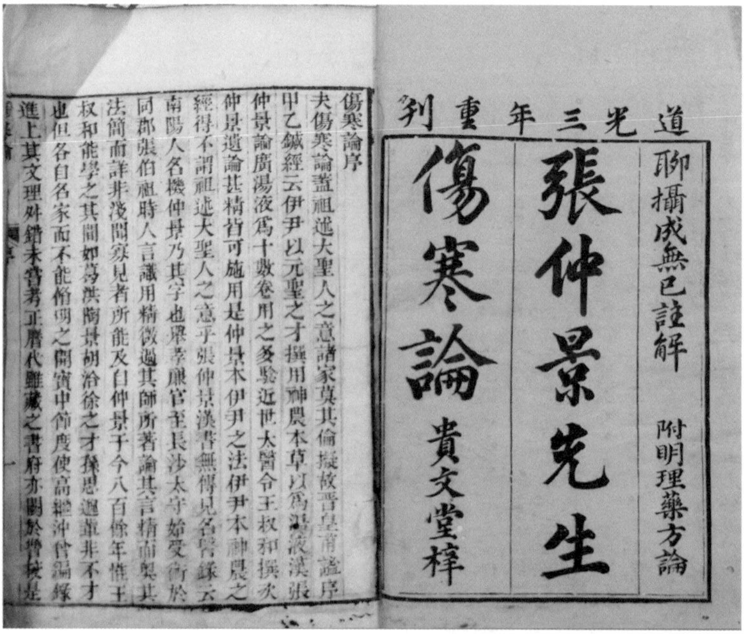

野鸡坞外科历代古籍藏书

6. 湿热蕴脾证

湿热蕴脾证是指由于湿热内蕴中焦，脾胃纳运功能失职所表现的证候，又称中焦湿热证、脾胃湿热证。

具体表现为脘腹痞闷，纳呆呕恶，大便溏泄而不爽，肢体困重，渴不多饮，身热不扬，汗出不解，或见身目鲜黄，或见皮肤发痒，舌质红，苔黄腻，脉濡数。

本证多由感受湿热之邪，或由过食辛热肥甘，或由嗜酒无度，酿成湿热，内蕴脾胃所致。

病机分析：脾主运化，其气主升，胃主受纳，以和降为顺。湿热蕴结中焦，纳运失司，升降失常，故见脘腹痞闷，纳呆呕恶；热势急迫，且湿又为阴邪，易阻气机，故见便溏而不爽。脾主肌肉四肢，湿性重着，脾为湿困，流注肢体，故见肢体困重。湿遏热伏，郁蒸于内，故见身热不扬，汗出不解，口渴多饮，小便短黄。湿热蕴结脾胃，熏蒸肝胆，疏泄失权，胆汁不循常道而外溢肌肤，则见身目鲜黄，皮肤发痒。舌质红，苔黄腻，脉濡数，为湿热内蕴之征。本证以脾胃运化功能障碍及湿热内蕴表现为审证要点。

（四）胃肠病辨证

1. 胃气虚证

胃气虚证是指由于胃气不足，受纳、腐熟功能减弱，以致胃失和降所表现的证候。具体表现为胃脘隐痛或痞胀，按之觉舒，不思饮食，食后胀甚，时作嗳气，口淡不渴，面色萎黄，气短神疲，倦怠懒言，舌质淡，苔薄白，脉虚弱。

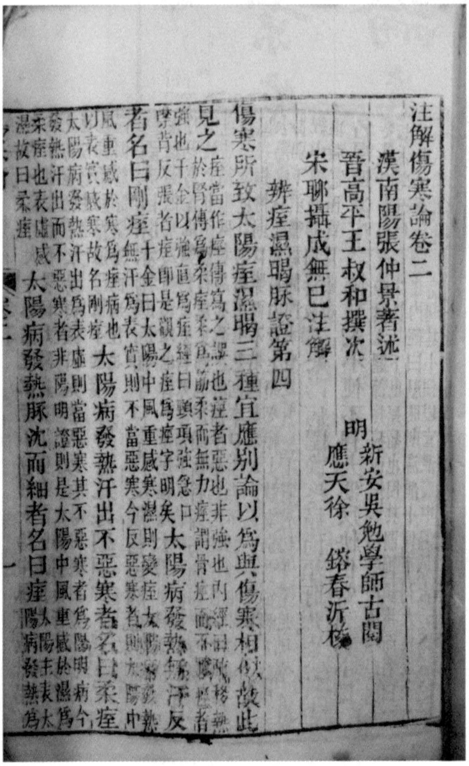
注解傷寒論卷二
漢南陽張仲景著述　明新安吳勉學師古閱
晉高平王叔和撰次　應天徐鎔春沂校
宋聊攝成無已注解
辨痓濕暍脈證第四

野鸡坞外科历代古籍藏书

本证多由饮食不节，饥饱失常，或由劳倦伤中，或由久病失养，胃气亏损所致。

病机分析：胃主受纳、腐熟水谷，其气以和降为顺。胃气亏虚，胃气失和，受纳、腐熟功能减退，故见胃脘隐痛或痞胀，不思饮食，食后胀甚；病性属虚，故按之觉舒。胃气不降而反上逆，则时作嗳气。胃气虚，影响及脾，脾失健运，化源不足，面失所荣，故见面色萎黄。气虚机能衰减，则见气短神疲，倦怠懒言。舌质淡，苔薄白，脉虚弱，为胃气亏虚之象。本证以胃失和降的表现及气虚见症为审证要点。

脾气虚与胃气虚常常兼见，而共见面色萎黄，少气懒言，神疲肢倦，舌淡，脉虚弱等症状。然而两者的临床特点有所不同：脾气虚，健运失职，则以食后腹胀，大便溏薄，水肿为特点；胃气不足，受纳、腐熟功能减弱，胃失和降，则以胃脘隐痛，食欲不振，食难消化，嗳气，呕恶为特点。

2. 胃阳虚证

胃阳虚证是指由于胃阳不足，虚寒内生，以致胃失和降所表现的证候，又称胃虚寒证。

具体表现为胃脘绵绵冷痛，时发时止，喜温喜按，食后缓解，泛吐清水或挟有不消化食物，食少脘痞，口淡不渴，倦怠无力，畏寒肢冷，舌质淡嫩或淡胖，脉沉迟无力。

本证多由饮食失调，嗜食生冷，或由过用寒凉、攻伐药物，或由脾胃素弱，阳气自衰，或由久病失养等原因所致。

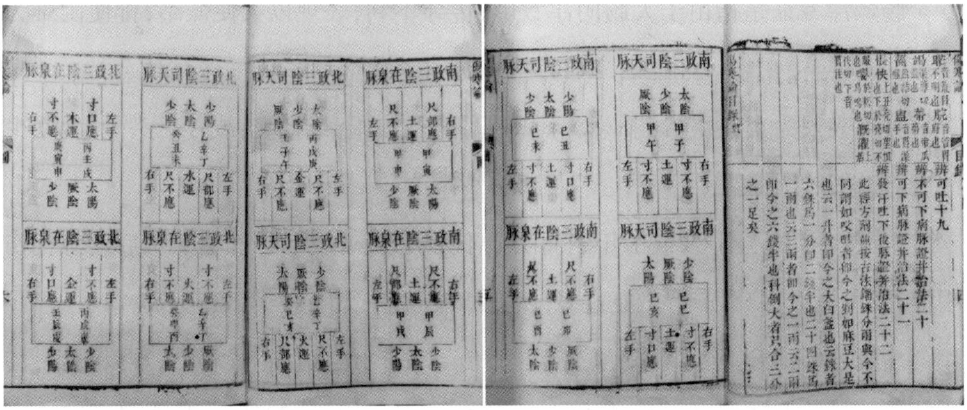

野鸡坞外科历代古籍藏书

病机分析：胃阳亏虚，虚寒内生，寒凝气机，胃气不畅，故胃脘绵绵冷痛，食少脘痞；证情属虚寒，故喜温喜按，食后缓解；受纳、腐熟功能减退，水谷不化，随胃气上逆，则呕吐清水，或夹有不消化食物。阳虚气弱，机体失于温养，故畏寒肢冷，体倦乏力。阴津未伤，则口淡不渴。舌质淡嫩或淡胖，脉沉迟无力，为阳虚生寒之象。本证以胃失和降的表现及阳虚见症为辨证要点。

3. 胃阴虚证

胃阴虚证是指由于胃阴不足，胃失濡润、和降所表现的证候。虚热证不明显者，常称胃燥津亏证。

具体表现为胃脘隐隐灼痛，饥不欲食，或胃脘嘈杂，或脘痞不舒，或干呕呃逆，口燥咽干，大便干结，小便短少，舌红少津，脉细而数。

本证多由温热病后期，胃阴耗伤，或由情志郁结，气郁化火，灼伤胃阴，或由吐泻太过，伤津耗液，或由过食辛辣、香燥之品，或由用温燥药物太过，耗伤胃阴所致。

病机分析：胃喜润恶燥，以和降为顺。胃阴不足，虚热内生，热郁于胃，胃气失和，故见胃脘隐隐灼痛，脘痞嘈杂不适；胃失滋润，胃纳失权，则饥不欲食；胃失和降，胃气上逆，故见干呕呃逆。胃阴亏虚，阴不上承，则口燥咽干；下不能滋润肠道，则大便干结。小便短少，舌红少津，脉细数，皆为阴液亏少之征。本证以胃失和降见症与阴亏失润的表现为审证要点。

4. 肠燥津亏证

肠燥津亏证是指由于大肠阴津亏虚，传导不利，表现以大便燥结，排便困难为主症的证候。

具体表现为大便秘结，干燥难下，数日一行，口干，或口臭，或伴见头晕，舌红少津，苔黄燥，脉细涩。

本证多由素体阴亏，或由年老而阴血不足，或由吐泻、久病、温热病后期等耗伤阴液，或由失血、妇女产后出血过多，阴血津液亏虚，大肠失于濡润所致。

病机分析：肠道阴津亏虚，失于滋润，传导失职，故大便干燥秘结，难以排出，甚或数日一行。大肠腑气不通，秽浊之气逆于上，故口臭；清阳被扰，故头晕。阴津亏损，不能上承，故口干咽燥；燥热内生，故舌红少津，苔黄燥；脉道失充，故脉象细涩。本证以大便燥结，难以排出及津亏失润见症为审证要点。

5. 寒滞胃肠证

寒滞胃肠证是指由于寒邪侵犯胃肠所致，表现以脘腹冷痛为主症的实寒证候，简称胃寒证、肠寒证。

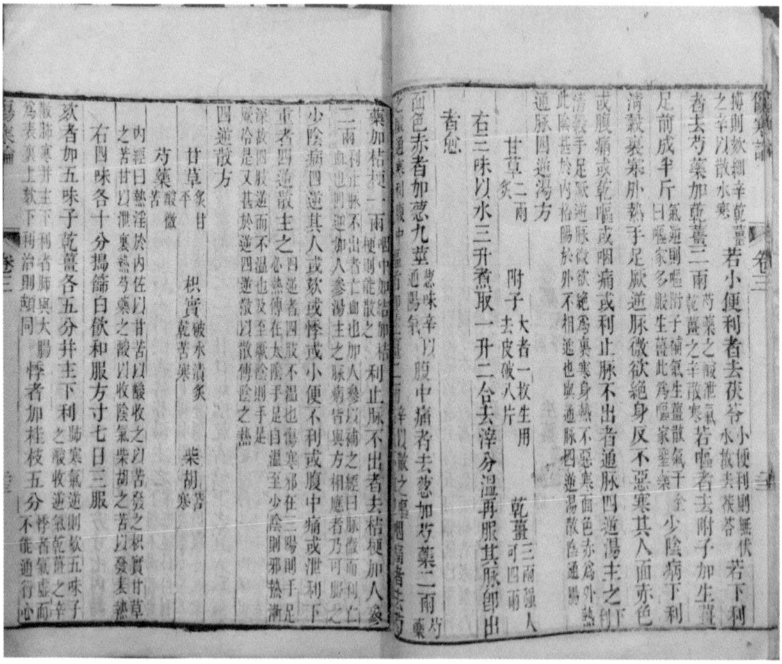

若小便利者去茯苓　若下利者去芍藥加乾薑二兩　若嘔者去附子加生薑足前成半斤　少陰病下利清穀裏寒外熱手足厥逆脈微欲絕身反不惡寒其人面赤色或腹痛或乾嘔或咽痛或利止脈不出者通脈四逆湯主之

通脈四逆湯方

甘草二兩炙　附子大者一枚生用去皮破八片　乾薑三兩強人可四兩

右三味以水三升煮取一升二合去滓分溫再服其脈即出者愈

面色赤者加葱九莖　腹中痛者去葱加芍藥二兩　嘔者加生薑二兩　咽痛者去芍藥加桔梗一兩　利止脈不出者去桔梗加人參二兩

少陰病四逆其人或欬或悸或小便不利或腹中痛或泄利下重者四逆散主之

四逆散方

甘草炙甘平　枳實破水漬炙乾苦寒　柴胡苦寒　芍藥酸微苦

右四味各十分搗篩白飲和服方寸七日三服

欬者加五味子乾薑各五分并主下利　悸者加桂枝五分

野鸡坞外科历代古籍藏书

具体表现为脘腹冷痛，痛势暴急，遇寒加剧，得温则减，恶心呕吐，吐后痛缓，口淡不渴，或口泛清水，腹泻清稀，或腹胀便秘，面白或青，肢冷不温，舌苔白润，脉弦或沉紧。

本证多由过食生冷，或由脘腹受冷，寒凝胃肠所致。

病机分析：寒则气收，其性收引。寒邪犯胃，凝阻气机，胃气失和，则胃脘冷痛；证情属实，则痛势暴急；胃气上逆，则恶心呕吐；寒得温则散，则得温痛减；遇寒则气收更甚，则痛势加剧；吐后气滞暂以舒缓则痛减。若寒伤胃阳，水饮不化而随胃气上逆，则口泛清水。若寒邪侵犯肠道，传导失司，则见腹泻清水；寒凝气阻，则见腹胀便秘。寒邪伤阳，阻遏阳气，不能外达，故见肢冷，面白或青。舌苔白润，脉弦或沉紧，为阴寒内盛，凝阻气机之象。本证以脘腹冷痛及实寒证为审证要点。

6. 胃热炽盛证

胃热炽盛证是指由于胃中火热炽盛，胃失和降所表现的实热证候。又简称胃热证、胃火证，或胃实热证。

具体表现为胃脘灼痛，拒按，渴喜冷饮，或消谷善饥，或口臭，或牙龈肿痛溃烂，齿衄，大便秘结，小便短黄，舌红苔黄，脉滑数。

本证多由过食辛辣温燥之品，化热生火，或由情志不遂，气郁化火犯胃，或由邪热犯胃，胃火过旺所致。

病机分析：火热之邪，郁扰于胃，胃气失和，故胃脘灼痛而拒按。胃火炽盛，机能亢进，故消谷善饥。胃络于龈，胃火循经上熏，气血壅滞，故牙龈红肿疼痛，甚则化脓、溃烂；血络受损，血热妄行，可见齿衄。胃中浊气上逆则口臭。热邪伤津故渴喜冷饮；肠道失润则大便秘结；津伤尿源不充，故小便短黄。舌红苔黄，脉滑数，为火热内盛之象，本证以胃脘灼热疼痛及实火内炽见症为审证要点。

7. 肠热腑实证

肠热腑实证是指由于邪热入里，与肠中糟粕相搏，燥屎内结所表现的里实热证候。在六经辨证中称为阳明腑实证，在卫气营血辨证中属气分证，在三焦辨证中属中焦病证。

具体表现为高热，或日晡潮热，脐腹部硬满疼痛，拒按，大便秘结，或热结旁流，气味恶臭，汗出口渴，甚则神昏谵语、狂乱，小便短黄，舌质红，苔黄厚而燥，或焦黑起刺，脉沉数有力，或沉实有力。

本证多由邪热炽盛，汗出过多，或由误用发汗，津液外泄，肠中干燥，里热更甚，燥屎内结所致。

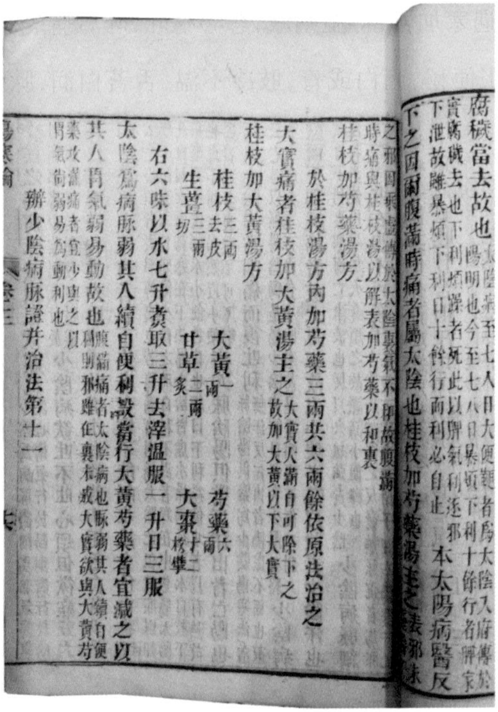
腐穢當去故也太陰病至七八日大便鞕者為太陰入府傳於陽明也今至七八日暴煩下利十餘行者脾家實腐穢去也下利煩躁者死此以脾氣和逐邪下泄故雖暴煩下利日十餘行而利必自止　本太陽病醫反
下之因爾腹滿時痛者屬太陰也桂枝加芍藥湯主之表邪未
之邪因乘虛傳於太陰裏氣不和故腹滿時痛與桂枝湯以解表加芍藥以和裏
桂枝加芍藥湯方
於桂枝湯方內加芍藥三兩共六兩餘依原法治之
大實痛者桂枝加大黃湯主之大實大滿自可除下之故加大黃以下大實
桂枝加大黃湯方
桂枝三兩去皮　大黃一兩　芍藥六兩
生薑三兩切　甘草二兩炙　大棗十二枚擘
右六味以水七升煮取三升去滓溫服一升日三服
太陰為病脈弱其人續自便利設當行大黃芍藥者宜減之以其人胃氣弱易動故也腹滿痛者太陰病也脈弱其人續自便利則邪雖在裏未成大實欲與大黃芍藥攻滿痛者宜少與之以胃氣尚弱易為動利也
辨少陰病脈證并治法第十一
傷寒論　卷三

野鸡坞外科历代古籍藏书

病机分析：热结大肠，灼伤津液，肠道失润，肠中燥屎内结，腑气不通，故脐腹部硬满疼痛拒按，大便秘结；大肠属阳明经，其经气旺于日晡,故日晡潮热。若燥屎内结而邪热又迫津下泄,所下稀水恶臭不堪,此即所谓“热结旁流”。邪热与燥屎相结而热愈炽,上熏侵扰心神,可见神昏谵语;里热蒸达,迫津外泄,故见高热,汗出口渴,小便短黄。实热内结,故舌质红,苔黄厚而干燥,或焦黑起刺,脉沉数有力,或沉实有力。本证以腹满硬痛,便秘及里热炽盛见症为审证要点。

8. 饮留胃肠证

饮留胃肠证是指由于寒饮留滞胃肠所表现的证候。《金匮要略》称此为狭义之痰饮。

具体表现为脘腹胀满,胃中有振水声,呕吐清涎,肠间水声漉漉,口淡不渴,头目眩晕,舌苔白滑,脉沉滑。

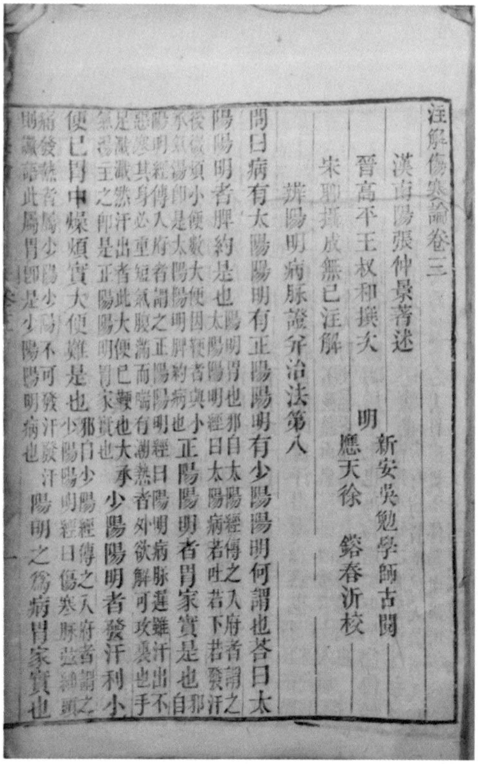
注解傷寒論卷三
漢南陽張仲景著述　新安吳勉學師古閱
晉高平王叔和撰次　明
宋聊攝成無已注解　應天徐　鎔春沂校
辨陽明病脉證并治法第八
問曰病有太陽陽明有正陽陽明有少陽陽明何謂也答曰太陽陽明者脾約是也……正陽陽明者胃家實是也……少陽陽明者發汗利小便已胃中燥煩實大便難是也……

野鸡坞外科历代古籍藏书

本证多由饮食不节,恣饮无度,或由劳倦内伤,脾胃受损,中阳不振,脾失健运,水停为饮,留滞胃肠所致。

病机分析:饮邪留滞胃肠,遏阻气机,故脘胀腹痛;饮邪留积胃腑,故胃中有振水声;饮邪走行于肠,则肠间水声漉漉。饮停于胃,胃失和降,水饮随胃气上逆,故呕吐清涎。饮邪内阻,清阳不升,故头晕目眩。口淡不渴,苔白滑,脉沉滑,为水饮内停之征。本证以胃肠有水声,脘腹胀满为审证要点。

9. 食滞胃肠证

食滞胃肠证是指由于饮食停滞胃肠,表现以脘腹胀满疼痛,呕泻酸馊腐臭为主症的证候,亦称食滞胃脘证。

具体表现为脘腹胀满疼痛、拒按,嗳腐吞酸,厌食,或呕吐酸腐食物,吐后胀痛得减,或肠鸣腹痛,泻下不爽,便臭如败卵,或大便秘结,舌苔厚腻,脉滑或沉实。

本证多由饮食不节,暴饮暴食,或由素体胃气虚弱,稍有饮食不慎即可成滞所致。

病机分析:胃主受纳,以和降为顺。饮食停滞胃脘,胃失和降,气机不畅,则胃脘胀满疼痛而拒按;食积于内,拒于受纳,故厌食;胃气上逆,故呕吐;吐后胃气暂时舒通,故胀痛得减;胃中腐败谷物挟腐浊之气随胃气上逆,则见嗳腐吞酸,或吐酸腐食物。食滞肠腑,阻塞气机,则腹痛矢气频频,泻下之物秽臭如败卵,或大便秘结。胃中浊气上腾,则舌苔厚腻。脉滑或沉实,为食积之象。本证以脘腹胀满疼痛,呕吐酸腐食臭为审证要点。此外,注意询问有无伤食病史,对诊断本证亦有重要意义。

10. 胃肠气滞证

胃肠气滞证是指由于邪气侵扰,或由内脏气机失调,致使胃肠气机阻滞所表现的证候。

具体表现为脘腹痞胀疼痛,痛而欲吐或欲泻,泻而不爽,或腹胀痛剧,肠鸣走窜不定,矢气频作,矢气后胀痛得减,或胀痛剧而无肠鸣矢气,大便秘结,苔厚,脉弦。

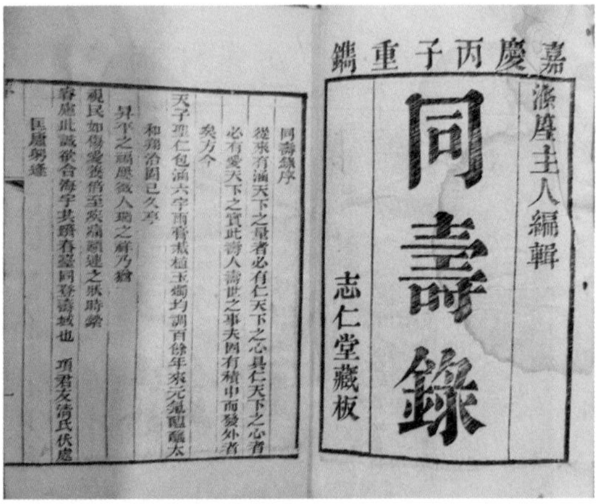

野鸡坞外科历代古籍藏书

本证由多种原因导致胃肠气机阻滞不畅所致。

病机分析:胃肠气机阻滞,故脘腹痞胀疼痛,游走不定;气机紊乱,升降失常,胃气逆于上则嗳气欲吐;下迫则欲泻不爽;嗳气、矢气之后滞塞之气机暂时通畅,故胀痛得减。若气机阻塞,胃肠之气不降,可见大便秘结。苔厚,脉弦,为浊气内停,气机阻滞之象。本证以脘腹痞胀疼痛,走窜不定为临床主要见症。

11. 肠道湿热证

肠道湿热证是指由于湿热侵犯肠道,传导失职,表现以泄泻下痢为主的证候。亦称大肠湿热证。在三焦辨证中属下焦病证。

具体表现为腹痛，下痢脓血，里急后重，或暴注下泻，色黄而秽臭，肛门灼热，小便短黄，身热口渴，舌质红，苔黄腻，脉滑数。

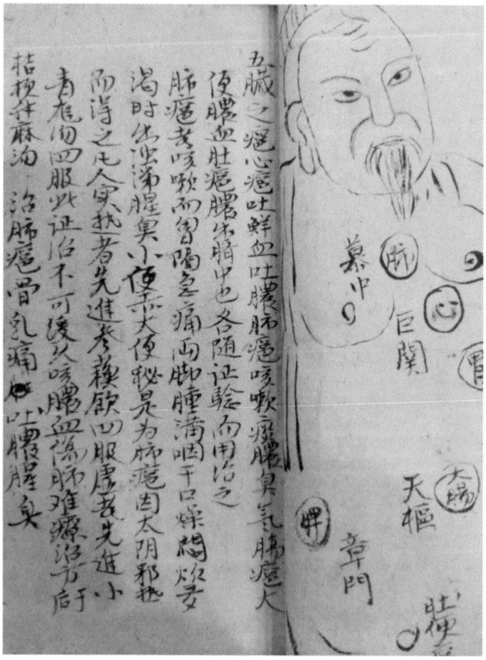

野鸡坞外科历代古籍藏书

本证多由夏秋之季，感受暑湿热邪，侵犯肠道，或饮食不洁，湿热秽浊之邪蕴结肠道所致。

病机分析：湿热之邪犯及肠道，壅阻气机，故见腹中疼痛；熏灼肠道，脉络受损，故见下痢脓血；火热之性急迫，热蒸肠道，故见腹中急迫感及肛门灼热。湿阻肠道，气滞不畅，大便不得畅通，故腹痛里急而肛门滞重。若热迫肠道，水液下注，则见暴注下泻，便色黄而秽臭。热邪伤津，则口渴，尿短黄；蒸达于外，故身热。湿热内蕴，故舌质红，苔黄腻，脉滑数。本证以下痢或泄泻及湿热征象为审证依据。

12. 虫积肠道证

虫积肠道证，是指由于蛔虫等积滞肠道所表现的证候。

具体表现为胃脘嘈杂，时作腹痛，或嗜食异物，大便排虫，面黄形瘦，睡中齘齿，或鼻痒，面部出现白色虫斑，白睛见蓝斑，或突发腹痛，按之有条索状，甚至剧痛而汗出肢厥，呕吐蛔虫。

本证多由误食不洁的瓜果、蔬菜等，虫卵随饮食入口，在肠道内繁殖滋生所致。

病机分析：虫居肠道，争食水谷，吮吸精微，故觉胃中嘈杂而贪食，久则面黄形瘦；蛔虫扰动，则腹痛时作，虫安则痛止，或随便出而排虫；若蛔虫钻窜，聚而成团，抟于肠中，阻塞不通，则腹痛扪之有条索块状；蛔虫上窜，侵入胆道，气机逆乱，则痛剧呕吐，甚至肢厥汗出，此为“蛔厥”。阳明大肠经入下齿，环唇口，行面颊，阳明胃经起于鼻、入上齿，布面颊，虫积肠道，湿热内蕴，循经上熏，故鼻痒、龂齿、面部生白色虫斑。肺与大肠相表里，白睛属肺，蛔虫寄居肠道，故可见巩膜蓝斑。

（五）肝胆病辨证

1. 肝血虚证

肝血虚证是指由于肝血不足，组织器官失养所表现的证候。

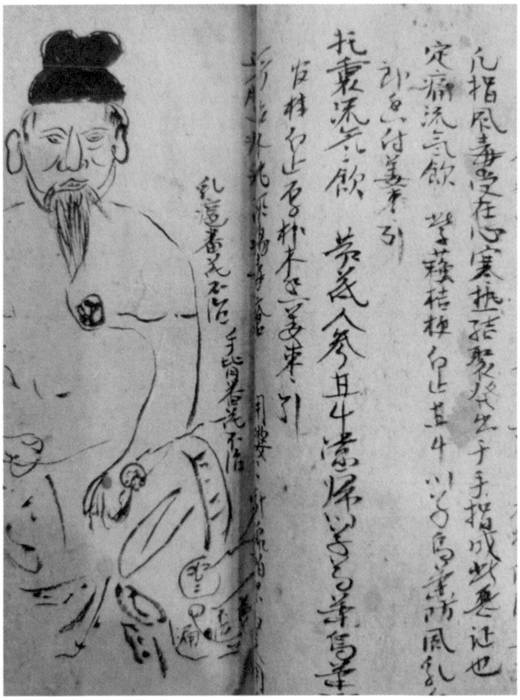

野鸡坞外科历代古籍藏书

具体表现为头晕目眩，面白无华，爪甲不荣，视物模糊或夜盲，或见肢体麻木，关节拘急不利，手足震颤，肌肉瞤动，或见女子月经量少，色淡，甚则闭经，舌淡，脉细。

本证多由脾胃虚弱，化源不足，或由失血、久病，营血亏虚所致。

病机分析：肝开窍于目，在体为筋，其华在爪。肝血不足，目失所养，故目眩，视物模糊或夜盲；筋失其养，则肢体麻木，关节拘急不利，手足震颤，肌肉瞤动。女子以肝为先天，肝血不足，血海空虚，故月经量少，色淡，甚则闭经。血虚不能上荣头面，故面白无华，头晕。舌淡，脉细，为血虚之象。本证以筋脉、目、爪甲失于濡养的见症及血虚表现为审证要点。

2. 肝阴虚证

肝阴虚证是指由于肝之阴液亏损，阴不制阳，虚热内扰所表现的证候。

具体表现为头晕眼花，两目干涩，视力减退，面部烘热或颧红，口咽干燥，五心烦热，潮热盗汗，或见手足蠕动，或胁肋隐隐灼痛，舌红少津，脉弦细而数。

本证多由情志不遂，气郁化火，火灼肝阴，或由温热病后期，耗伤肝阴，或由肾阴不足，水不涵木，肝阴不足所致。

病机分析：肝阴不足，不能上滋头目，故头晕眼花，两目干涩，视力减退；肝络失养，且为虚火所灼，疏泄失职，故胁肋隐隐灼痛；筋脉失养，则见手足蠕动。阴虚不能制阳，虚热内蒸，故五心烦热，午后潮热；虚火内灼营阴，则为盗汗；虚火上炎，故面部烘热或颧红。阴液不能上承，则口干咽燥。舌红少津，脉弦细数，为肝阴不足，虚热内炽之征。本证以头目、筋脉、肝络失于滋润的见症及阴虚内热的表现为审证要点。

3. 肝郁气滞证

肝郁气滞证是指由于肝的疏泄功能异常，疏泄不及而致气机郁滞所表现的证候。又称肝气郁结证，简称肝郁证。

具体表现为情志抑郁，胸胁或少腹胀满窜痛，善太息，或见咽部异物感，或见瘿瘤、瘰疬，或见胁下症块。女子可见乳房胀痛，痛经，月经不调，甚则闭经。舌苔薄白，脉弦或涩。病情轻重与情志变化关系密切。

本证多由情志不遂，或由突然受到精神刺激，或由病邪侵扰，阻遏肝脉，肝气失于疏泄、条达所致。

病机分析：肝性喜条达恶抑郁，肝失疏泄，气机郁滞，经脉不利，故胸胁或小腹胀满窜痛，情志抑郁寡欢，善太息。女子以血为本，冲任隶属于肝，肝郁气滞，血行不畅，气血失和，损伤冲任，故见乳房胀痛，痛经，月经不调，甚则闭经。若肝气郁结，气不行津，津聚为痰，或气郁化火，灼津为痰，肝气夹痰循经上行，搏结于咽喉，可见咽部有异物感，吞之不下，吐之不出（此称为梅核气）；痰气搏结于颈部，则为瘿瘤。若气滞日久，血行瘀滞，肝络瘀阻，日久可形成症块结于胁下。苔白，脉弦，为肝气郁滞之象。本证以情志抑郁，胸胁或少腹胀痛、窜痛，或女子月经失调等表现为审证要点。

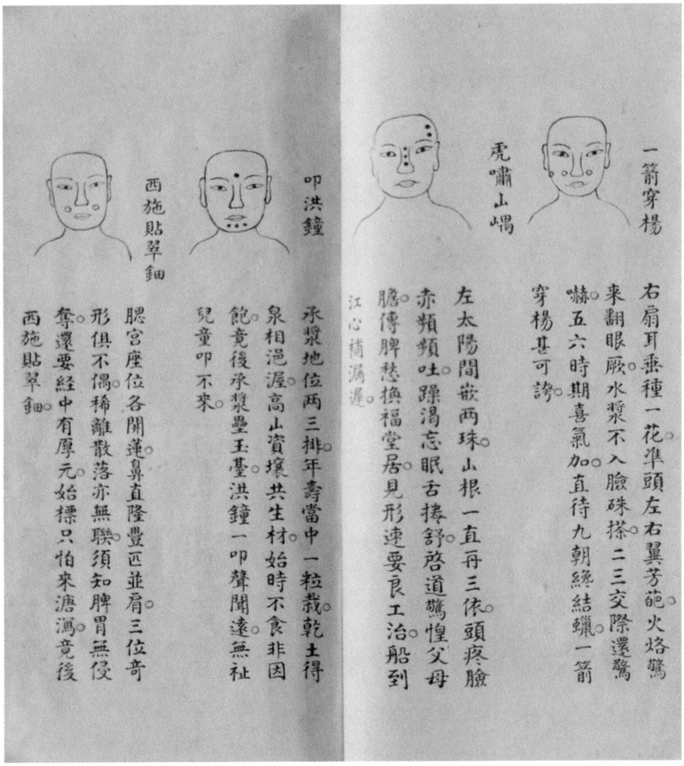

野鸡坞外科历代古籍藏书

4.肝火炽盛证

肝火炽盛证是指由于肝经火盛，气火上逆，而表现以火热炽盛于上为特征的证候。又称肝火上炎证，简称肝火证，亦有称肝胆火盛证、肝经实火证者。

具体表现为头晕胀痛，痛势若劈，面红目赤，口苦口干，急躁易怒，耳鸣如潮，甚或突发耳聋，不寐或恶梦纷纭，或胁肋灼痛，或吐血、衄血，大便秘结，小便黄短，舌质红，苔黄，脉弦数。

本证多由情志不遂，肝郁化火，或由火热之邪内侵，或由他脏火热累及于肝，肝胆气火上逆所致。

病机分析：火热之邪内扰肝胆，循经上攻头目，气血涌盛脉络，故头晕胀痛，面红目赤；肝失条达柔和之性，则胁下灼痛，急躁易怒。肝藏魂，心藏神，热扰神魂，故见不寐或恶梦纷纭。胆经循行耳中，肝热移胆，胆热循经上冲，故见耳鸣如潮，甚则突发耳聋。热迫胆汁上溢，则口苦。火邪灼津，故口渴，大便秘结，小便黄短；迫血妄行，则见吐血、衄血。舌红苔黄，脉弦数，均为肝经实火内炽之象。本证以肝经循行部位表现的实火炽盛症状为审证要点。

5. 肝阳上亢证

肝阳上亢证是指由于肝肾阴亏，肝阳亢扰于上所表现的上实下虚证候。

具体表现为眩晕耳鸣，头目胀痛，面红目赤，急躁易怒，失眠多梦，腰膝酸软，头重脚轻，舌红少津，脉弦或弦细数。

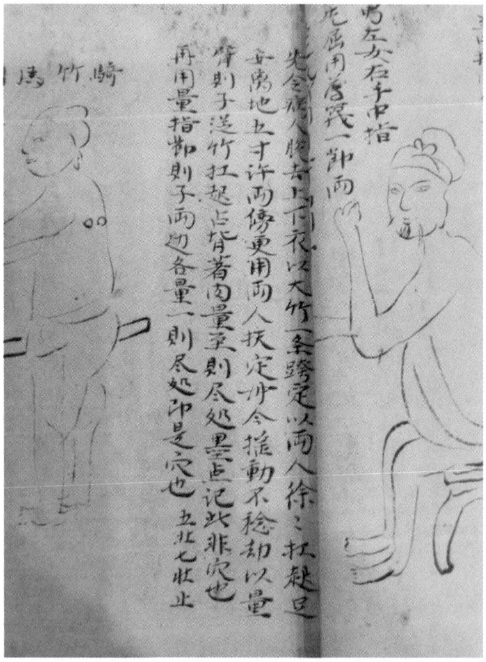

野鸡坞外科历代古籍藏书

本证多由恼怒所伤，气郁化火，火热耗伤肝肾之阴，或由房劳所伤，年老肾阴亏虚，水不涵木，肝木失荣，肝阳偏亢所致。

病机分析：肝为刚脏，体阴用阳，肝肾之阴不足，阴不制阳，肝阳升发太过，血随气逆，亢扰于上，故见眩晕，耳鸣，头目胀痛，面红目赤，失眠多梦；肝性失柔，则急躁易怒。肝主筋，肾主骨，腰为肾之府，肝肾阴亏，筋骨失养，故见腰膝酸软无力。阴亏于下，阳亢于上，上实下虚，故见头重脚轻，行走飘浮。舌红少津，脉弦或弦细数，为肝肾阴亏，肝阳亢盛之征。本证以头目眩晕、胀痛，头重脚轻，腰膝酸软等为审证要点。

肝火炽盛证与肝阳上亢证应予鉴别：两者在证候与病机上有近似之处，因火性炎上，阳气亦亢于上，故均以头面部的症状为突出表现。

肝火上炎和肝阳上亢的区别在于肝火上炎以目赤头痛、胁肋灼痛、口苦口渴、便秘尿黄等火热证为主，病程较短，病势较急，阴虚证候不突出，故病情纯属实证，系由火热之邪侵扰所致。肝阳上亢以头目胀痛、眩晕、头重脚轻等上亢症状为主，病程较长，病势略缓，且见腰膝酸软，耳鸣等下虚症状，阴虚证候明显，故病情属上实下虚，虚实夹杂，系由气血逆乱所致。

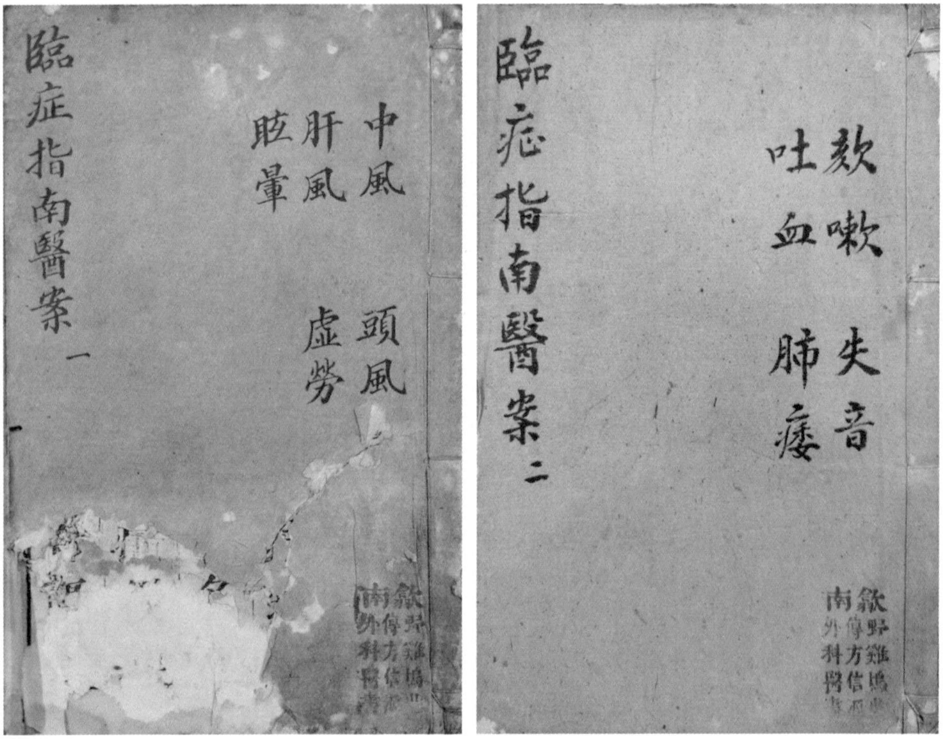

野鸡坞外科历代古籍藏书

6. 肝胆湿热证

肝胆湿热证是指由于湿热蕴结肝胆，疏泄功能失职所表现的证候。由于肝胆位居中焦，故在三焦辨证中属中焦病证范畴。

具体表现为胁肋灼热胀痛，厌食腹胀，口苦，泛呕，大便不调，小便短赤，或见寒热往来，身目发黄，或阴部瘙痒，或带下色黄秽臭，舌红苔黄腻，脉弦数或滑数。

本证多由感受湿热之邪，或由嗜食肥甘，湿热内生，或由脾胃纳运失常，湿浊内生，土壅侮木，湿热蕴阻肝胆所致。

病机分析：湿热内阻肝胆，疏泄失职，气机不畅，故胁肋灼热胀痛；湿热郁蒸，胆气上溢，则口苦；胆汁不循常道而外溢，则见身目发黄；邪居少阳胆经，枢机不利，正邪相争,故见寒热往来。湿热郁阻,脾胃升降、纳运功能失司,故见厌食腹胀,泛呕,大便不调。足厥阴肝经绕阴器,若湿热之邪循经下注,可见女子阴部瘙痒,带下色黄秽臭,小便短赤。舌红苔黄腻,脉弦数或滑数,均为湿热内蕴之象。本证以胁肋胀痛,厌食腹胀,身目发黄,阴部瘙痒及湿热内蕴征象为审证要点。

7. 寒滞肝脉证

寒滞肝脉证是指由于寒邪侵袭,凝滞肝经,表现以肝经循行部位冷痛为主症的证候,又称寒凝肝经证,简称肝寒证。

具体表现为少腹冷痛,阴部坠胀作痛,或阴囊收缩引痛,得温则减,遇寒加甚,或见巅顶冷痛,形寒肢冷,舌淡苔白润,脉象沉紧或弦紧。

病机分析:足厥阴肝经绕阴器,循少腹,上巅顶。寒性收引凝滞,寒袭肝经,阳气被遏,气血运行不畅,经脉挛急,故见少腹冷痛牵引睾丸坠胀冷痛,或见巅顶冷痛。寒为阴邪,阻遏阳气而不布,故见形寒肢冷;寒则气血凝涩,故疼痛遇寒加剧,得热痛减。舌淡苔白润,脉沉紧或弦紧,均为寒盛之象。本证以少腹、阴部、巅顶冷痛,脉弦紧或沉紧等为审证要点。

8. 胆郁痰扰证

胆郁痰扰证是指由于痰热内扰,胆失疏泄所表现的证候。

具体表现为胆怯易惊,惊悸不宁,失眠多梦,烦躁不安,胸胁闷胀,善太息,头晕目眩,口苦,呕恶,舌红,苔黄腻,脉弦数。

本证多由情志忧郁,气郁化火,灼津为痰,痰热互结,内扰心胆,致胆气不宁,心神不安所致。

病机分析:胆为清净之府,主决断,痰热内扰,胆气不宁,故见胆怯易惊,胆失疏泄,气机不利,故胸胁闷胀,善太息;痰热内扰心神,则烦躁不安,惊悸不宁,失眠多梦。胆脉络头目,痰热循经上犯,故见头晕目眩。胆热犯胃,胃失和降,胃气上逆,则见呕恶;热迫胆气上溢,则口苦。舌红,苔黄腻,脉弦数,为痰热内蕴之征。本证以惊悸失眠,眩晕,苔黄腻为审证要点。

9. 肝风内动证

肝风内动证是对内生之风的病机、病状的概括。“内风”冠以“肝”之名，是由于内风之生成与内脏阴阳失调有关，特别与肝的关系更为密切。《素问·至真要大论》谓：“诸风掉眩，皆属于肝。”肝风内动证则是泛指患者出现眩晕欲仆、抽搐、震颤等具有“动摇”特点为主的一类证候。根据病因病性的不同，临床常见有肝阳化风、热极生风、阴虚动风和血虚生风等不同证候。

(1) 肝阳化风证

肝阳化风证是指由于肝阳升发，亢逆无制所致的一类动风证候。

具体表现为眩晕欲仆，头摇，头痛，肢体震颤，项强，语言謇涩，手足麻木，步履不正，舌红，苔白或腻，脉弦细有力。甚或突然昏倒，不省人事，口眼㖞斜，半身不遂，舌强不语，喉中痰鸣。

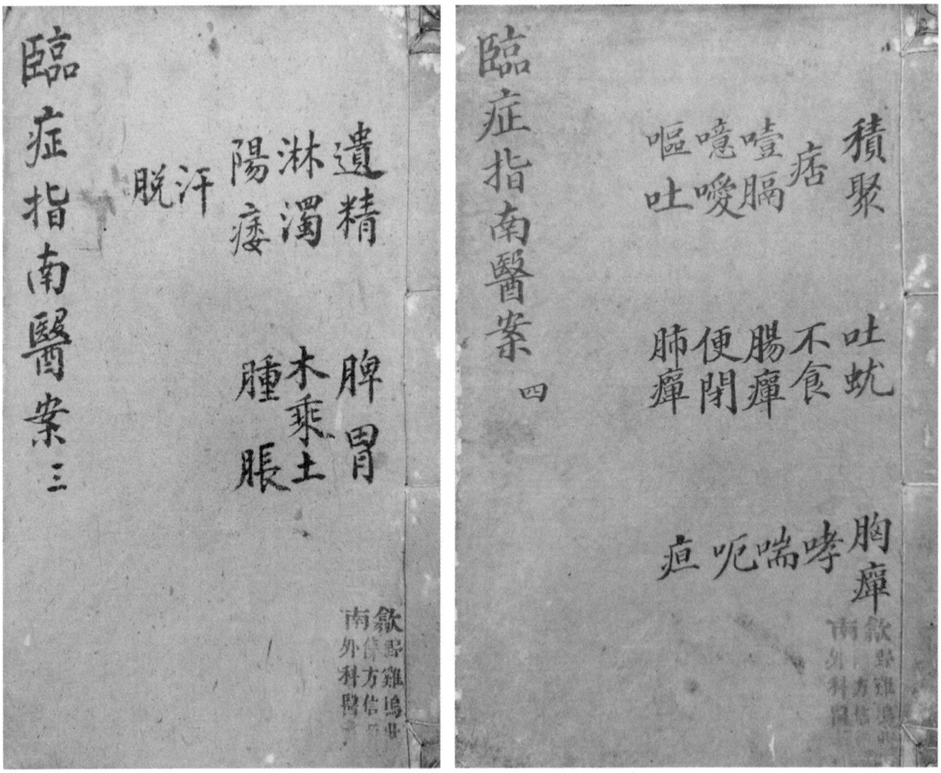

野鸡坞外科历代古籍藏书

本证多由情志不遂，气郁化火伤阴，或素有肝肾阴亏，阴不制阳，阳亢日久，亢极化风化致，形成了本虚标实、上实下虚的动风之证。

病机分析：肝阳亢逆化风，风阳上扰，则目眩欲仆，头摇；气血随风上逆，壅滞络脉，故见头痛；肝主筋，风动筋脉挛急，则见项强，肢体震颤；足厥阴肝经络舌本，风阳窜扰络脉，则见语言謇涩。肝肾阴亏，筋脉失养，故见手足麻木；阴亏于下，阳亢于上，上实下虚，故见行走飘浮，步履不正。舌红，脉弦细有力，为肝肾阴亏阳亢之征。若风阳暴升，气血逆乱，肝风挟痰蒙蔽清窍，则见突然昏倒，不省人事，喉中痰鸣；风痰窜扰经络，经气不利，则见口眼㖞斜，半身不遂，语言謇涩，舌强不语。本证以平素即有头晕目眩等肝阳上亢之状，而又突见动风之象，甚或猝然昏倒，半身不遂为辨证依据。

（2）热极生风证

热极生风证是指由于邪热炽盛，伤津耗液，筋脉失养所表现的动风证候。在卫气营血辨证中，归属血分证。

具体表现为高热烦躁，躁扰如狂，手足抽搐，颈项强直，两目上视，甚则角弓反张，牙关紧闭，神志昏迷，舌质红绛，苔黄燥，脉弦数。

本证多由外感温热病中，或由邪热亢盛，燔灼心肝二经所致。

病机分析：邪热炽盛，燔灼肝经，伤津耗液，筋脉拘挛迫急，故见四肢抽搐，颈项强直，两目上视，角弓反张，牙关紧闭。热邪蒸腾，则呈高热；热传心包，心神被扰，轻则躁扰不安如狂，重则神志昏迷。舌红绛，苔黄燥，脉弦数，为肝经热盛之征。本证以高热兼见动风之象为审证要点。

（3）阴虚动风证

阴虚动风证是指由于阴液亏虚，筋脉失养所表现的动风证候。

具体表现为手足蠕动，眩晕耳鸣，潮热颧红，口燥咽干，形体消瘦，舌红少津，脉细数。

本证多由外感热性病后期，阴液耗损，或内伤久病，阴液亏虚，筋脉失养所致。

病机分析：参见肝阴虚证。本证以动风兼有阴虚之表现为审证要点。

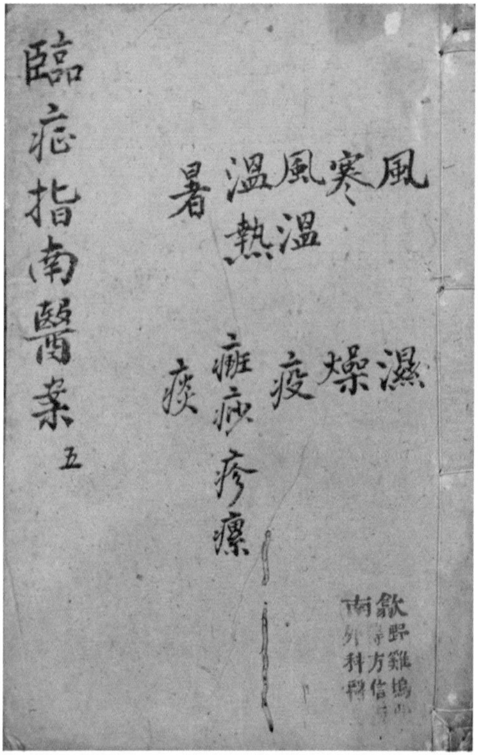

野鸡坞外科历代古籍藏书

(4) 血虚生风证

血虚生风证是指由于血液亏虚,筋脉失养所表现的动风证候。

本证多见于内伤杂病,由久病血虚,或由急性、慢性失血,而营血亏虚,筋脉失养所致。

病机分析:参见肝血虚证。本证以动风兼见血虚的表现为审证要点。

肝风内动有肝阳化风、热极生风、阴虚动风和血虚生风之不同,应从病因病机及临床表现加以鉴别。凡肝病出现动风的征象,多为急病、重病。其中热极生风由热邪伤津耗液,筋脉失养所致,故以高热伴见手足抽搐有力,颈项强直为诊断要点,属实热证;肝阳化风由肝肾阴虚,肝阳亢逆失制所致,以眩晕欲仆,项强肢颤,手足麻木或猝然昏倒,口眼㖞斜,半身不遂,舌强不语为主症,属阴虚阳亢(或上实下虚)之重证;血虚生风与阴虚动风均由阴血亏虚,筋脉失养而成,以手足麻木,震颤或蠕动无力为其风动的特点,均属虚证。

(六) 肾与膀胱病辨证

1. 肾阳虚证

肾阳虚证是指由于肾阳虚衰,温煦失职,气化失权所表现的一类虚寒证候。

具体表现为面色㿠白或黧黑,腰膝酸冷,形寒肢冷,尤以下肢为甚,神疲乏力,男子阳痿、早泄、精冷,女子宫寒不孕,性欲减退,或见便泻稀溏,五更泄泻,或小便频数、清长,夜尿多,舌淡,苔白,脉沉细无力,尺部尤甚。

本证多由素体阳虚，或年高命门火衰，或久病伤阳，他脏累及于肾，或由房事太过，日久损及肾阳所致。

病机分析：肾主骨，腰为肾之府，肾阳虚衰，腰膝失于温养，故见腰膝酸冷。肾居下焦，阳气不足，温煦失职，故见形寒肢冷，且以下肢发冷尤甚；阳虚气血温运无力，面失所荣，故面色㿠白；若肾阳虚惫，阴寒内盛，则呈本脏之色而黧黑；阳虚不能鼓舞精神，则神疲乏力。肾主生殖，肾阳不足，命门火衰，生殖机能减退，男子则见阳痿、早泄、精冷，女子则见宫寒不孕。肾司二便，肾阳不足，温化无力，故见小便频多，夜尿，大便稀溏或五更泄泻。舌淡苔白，脉沉细无力，尺脉尤甚，为肾阳不足之象。本证以性与生殖机能减退，并伴见形寒肢冷，腰膝酸冷等虚寒之象为审证要点。

2. 肾虚水泛证

肾虚水泛证是指由于肾阳亏虚，气化失权，水湿泛溢所表现的证候。

具体表现为身体浮肿，腰以下尤甚，按之没指，畏寒肢冷，腰膝酸冷，腹部胀满，或见心悸气短，或咳喘痰鸣，小便短少，舌质淡胖，苔白滑，脉沉迟无力。

本证多由久病失调，或由素体虚弱，肾阳亏耗所致。

病机分析：肾主水，肾阳不足，气化失权，水湿内停，泛溢肌肤，故身体浮肿；肾居下焦，且水湿趋下，故腰以下肿甚，按之没指；水势泛溢，阻滞气机，则腹部胀满；膀胱气化失职，故小便短少。若水气凌心，抑遏心阳，则见心悸气短；水泛为痰，上逆犯肺，肺失宣降，则见咳喘，喉中痰声漉漉。阳虚温煦失职，故畏寒肢冷，腰膝酸冷。舌质淡胖，苔白滑，脉沉迟而弱，为肾阳亏虚，水湿内停之征。本

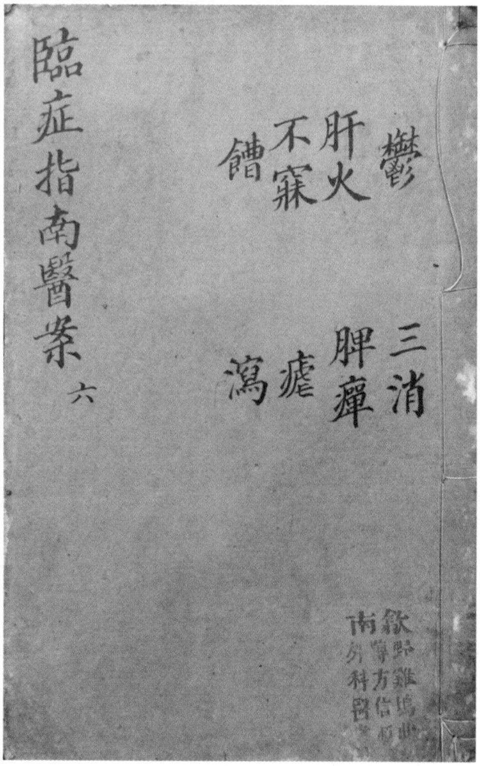

野鸡坞外科历代古籍藏书

证以水肿,腰以下为甚,并伴见腰膝酸冷,畏寒肢冷等虚寒之象为辨证依据。

3. 肾阴虚证

肾阴虚证是指由于肾阴亏损,失于滋养,虚热内生所表现的证候。

具体表现为腰膝酸软而痛,眩晕耳鸣,齿松发脱,男子遗精、早泄,女子经少、经闭或崩漏,失眠,健忘,口咽干燥,五心烦热,潮热盗汗,或骨蒸发热,午后颧红,形体消瘦,小便黄少,舌红少津,少苔或无苔,脉细数。

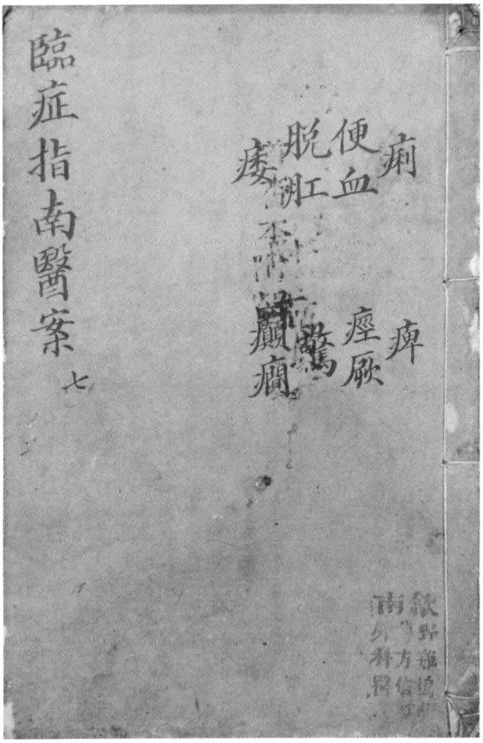

野鸡坞外科历代古籍藏书

本证多由虚劳久病,耗伤肾阴,或温热病后期,消灼肾阴,或由房事不节,情欲妄动,阴精内损,肾阴虚损所致。

病机分析:肾阴为人身阴液之根本,具有滋养、濡润各脏腑组织,充养脑髓、骨骼,并制约阳亢之功。肾阴亏虚,脑髓、官窍、骨骼失养,则见腰膝酸痛、眩晕耳鸣,健忘,齿松发脱;阴亏则见月经来源不充,故女子月经量少,或经闭;若阴不制阳,虚火亢旺,迫血妄行,则见崩漏;若扰动精室,精关不固,男子则见遗精、早泄;虚火上扰心神,故见烦热少寐。肾阴不足,失于滋润,虚火蕴蒸,故见口燥咽干,形体消瘦,潮热盗汗,或骨蒸发热,颧红,尿黄少。舌红少苔或无苔,脉细数,为阴虚内热之象。本证以腰膝酸痛,眩晕耳鸣,男子遗精,女子月经失调,并伴见虚热之象为辨证依据。

4. 肾精不足证

肾精不足证是指由于肾精亏损,表现以生长发育迟缓,生殖机能低下,早衰为主症的一类证候。

具体表现为小儿发育迟缓，身体矮小，囟门迟闭，智力低下，骨骼痿软，动作迟钝；男子精少不育，女子经闭不孕，性机能低下；成人早衰，耳鸣耳聋，健忘恍惚，两足痿软，发脱齿摇，神情呆钝，舌淡，脉细弱。

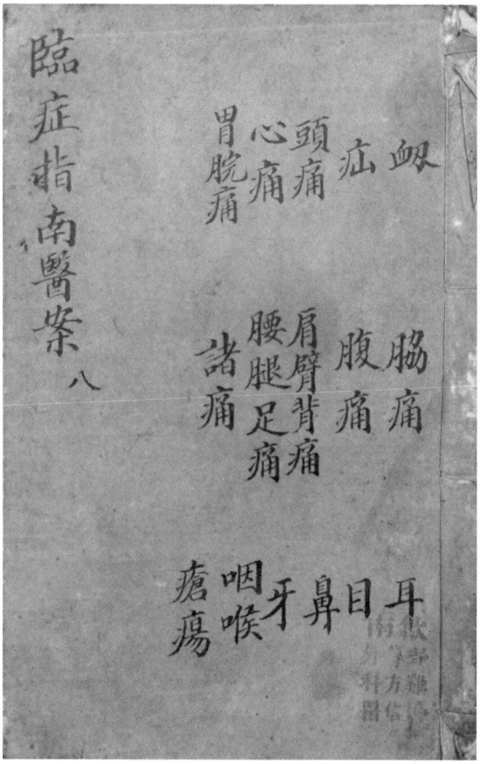

野鸡坞外科历代古籍藏书

本证多由先天禀赋不足，或由后天失养，元气不充，或由久病劳损，房事不节，耗伤肾精所致。

病机分析：肾精不足，不能化气生血，充肌长骨，故小儿发育迟缓，身体矮小，囟门迟闭，骨骼痿软；无以充髓实脑，故智力低下。肾精不足，生殖无源，故男子精少不育，女子经闭不孕。肾之华在发，精不足则发易脱；齿为骨之余，精失充则齿摇早脱。肾开窍于耳，脑为髓海，精少则髓亏，故有耳鸣耳聋，健忘恍惚，神情呆钝。精亏骨失充养，故两足痿软，动作迟钝。舌淡，脉细弱，为肾精不足之象。此证多以小儿生长发育迟缓，成人生殖机能低下及早衰为审证要点。

本证与肾阴虚证虽均为肾之阴精不足所致，而且皆为虚证，但肾阴虚必兼阴虚内热之表现，而肾精亏损却无虚热之变，这是二证的主要区别。其临床表现亦各有不同的侧重面，应仔细鉴别。

5. 肾气不固证

肾气不固证是指由于肾气亏虚，封藏固摄功能失职所表现的证候。

具体表现为腰膝酸软，神疲乏力，耳鸣失聪，小便频数而清，或尿后余沥不尽，或遗尿，或夜尿频多，或小便失禁，男子滑精、早泄，女子月经淋漓不尽，或带下清稀而量多，或胎动易滑，舌淡，苔白，脉弱。

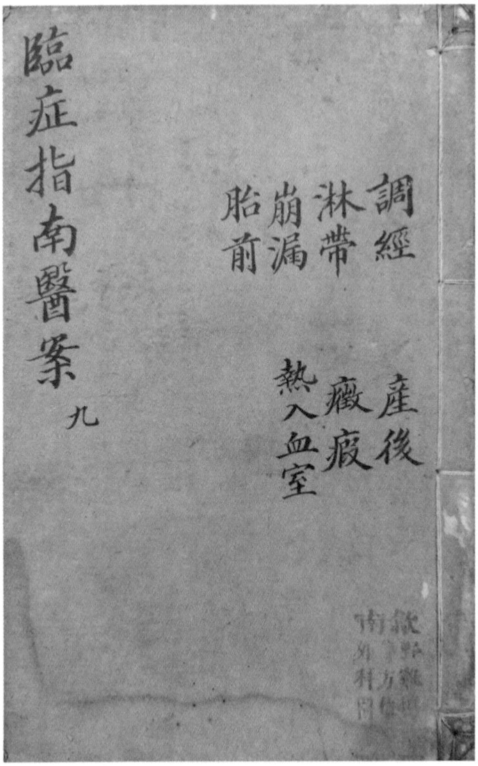

野鸡坞外科历代古籍藏书

本证多由年高体弱,肾气亏虚,或由先天禀赋不足,肾气不充,或由久病劳损,耗伤肾气所致。

病机分析:肾为封藏之本,肾气有固摄下元之功。肾气亏虚,膀胱失约,故见小便频数清长,或尿后余沥不尽,或夜尿频多,或遗尿,甚或小便失禁;精关不固则精易外泄,故男子可见滑精、早泄;女子带脉失固,则见带下清稀量多。冲任之本在肾,肾气不足,冲任失约,则见月经淋漓不尽;任脉失养,胎元不固,则见胎动不安,以致滑胎。腰膝酸软,耳鸣失聪,神疲乏力,舌淡,脉弱,均为肾气亏虚,失于充养所致。此证以膀胱或肾不能固摄的临床表现为审证要点。

6. 膀胱湿热证

膀胱湿热证是指由于湿热蕴结膀胱,气化不利所表现以小便异常为主症的一类证候。在三焦辨证中属下焦病证范畴。

具体表现为尿频尿急,小腹胀痛,尿道灼痛,小便黄赤短少,或浑浊,或尿血,或有砂石,可伴有发热,腰部胀痛,舌红,苔黄腻,脉滑数。

本证多由外感湿热之邪,侵及膀胱,或由饮食不节,滋生湿热,下注膀胱,膀胱气化功能失常所致。

病机分析:湿热留滞膀胱,气化不利,下迫尿道,故尿频尿急,排尿灼痛,尿色黄赤。湿热内蕴,津液被灼,故小便短少。湿热伤及阴络,则尿血;湿热久恋,煎熬津液成石,故尿中可见砂石;湿热郁蒸,则可见发热。下焦湿热波及肾府,故见腰痛。

舌红,苔黄腻,脉滑数,为湿热内蕴之征。本证以尿频尿急,排尿灼痛,并伴见湿热之象为审证依据。

(七)脏腑兼病辨证

1. 心肾不交证

心肾不交证是指由于心肾水火既济失调所表现的心肾阴虚阳亢证候。

具体表现为心烦少寐,惊悸多梦,头晕耳鸣,健忘,腰膝酸软,或遗精,五心烦热,或潮热盗汗,口咽干燥,舌红少苔或无苔,脉细数。

本证多由思虑劳神太过,或情志忧郁,郁而化火,耗伤心肾之阴,或由虚劳久病,房事不节等,肾阴亏耗,虚阳亢动,上扰心神所致。

病机分析:心肾阴虚,虚阳偏亢,上扰心神,故见心烦少寐,惊悸多梦。肾阴亏虚,骨髓不充,脑髓失养,则见头晕耳鸣,健忘;腰膝失养,则见腰膝酸软。虚火内炽,扰动精室,则见遗精。五心烦热,潮热盗汗,口咽干燥,为阴虚失润,虚热蕴蒸所致。舌红少苔或无苔,脉细数,亦为阴虚火旺之征。本证以惊悸失眠,多梦遗精,腰膝酸软,伴见阴虚之象为辨证依据。

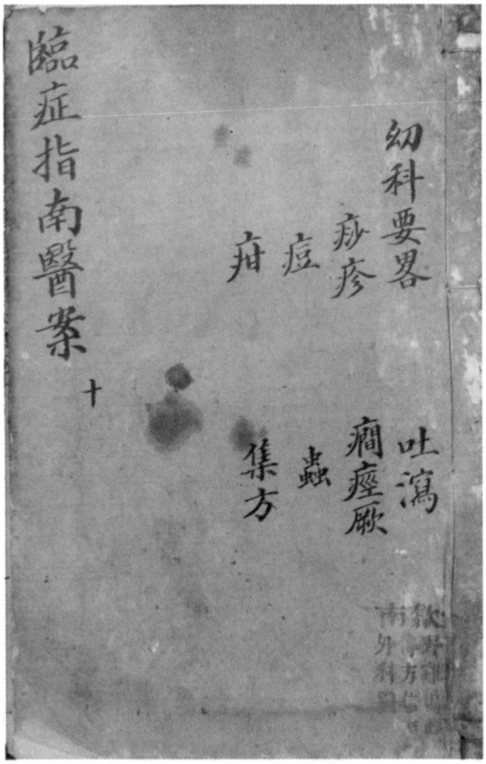

野鸡坞外科历代古籍藏书

2. 心肾阳虚证

心肾阳虚证是指由于心肾阳气虚衰,温运无力,致血行瘀滞,水湿内停所表现的虚寒证候。

具体表现为心悸怔忡，形寒肢冷，肢体浮肿，小便不利，神疲乏力，甚则唇甲青紫。舌质淡暗青紫，苔白滑，脉沉细微。

本证多由心阳虚衰，病久及肾，或由肾阳亏虚，气化失权，水气上犯凌心所致。

病机分析：心为阳脏，属火，能温运、推动血行。肾中阳气，为人身阳气之根本，能气化水液。心肾阳虚，心失温养、鼓动，故见心悸怔忡；运血无力，血行不畅而瘀滞，则唇甲青紫，舌质淡紫。肾阳不振，膀胱气化失司，水湿内停，泛溢肌肤，故见肢体浮肿，小便不利。阳虚形神失于温养，故见形寒肢冷，神疲乏力。苔白滑，脉沉细微，为心肾阳虚，阴寒内盛之象。本证以心悸怔忡，肢体浮肿，并伴见虚寒之象为辨证依据。

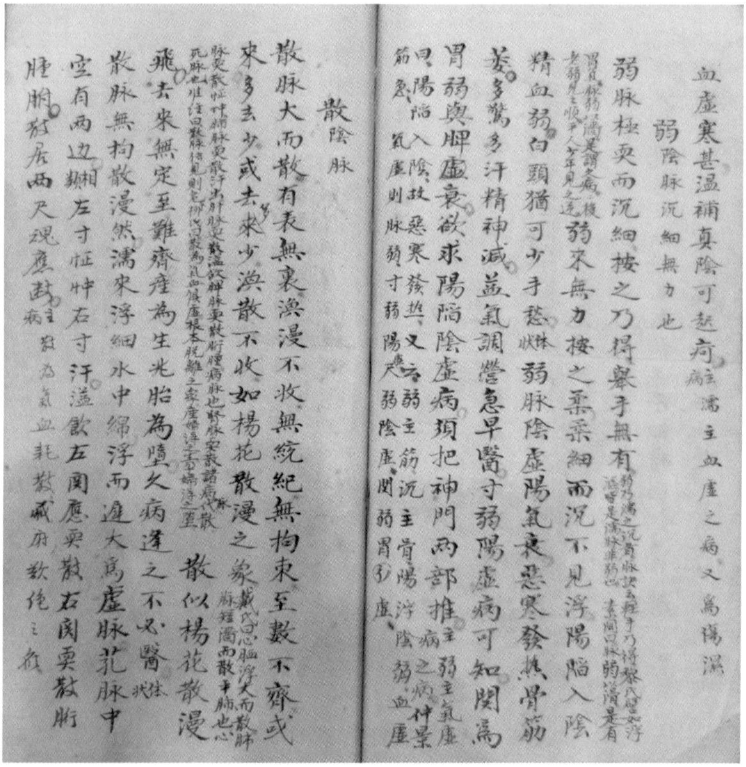

血虚寒甚温補真陰可起疴 主病 濡主血虚之病又為傷濕

弱陰脉沉細無力也

弱脉極耎而沉細按之乃得舉手無有

弱來無力按之柔柔細而沉不見浮陽陷入陰

精血弱白頭猶可少年愁 体状 弱脉陰虚陽氣衰惡寒發熱骨筋

萎多驚多汗精神減益氣調營急早醫寸弱陽虚病可知關為

胃弱與脾虛衰欲求陽陷陰虛病須把神門兩部推 主病 弱主氣虚

目陽陷入陰故惡寒發熱 又云 弱主筋沉主骨陽浮陰弱之病 仲景

筋急 氣虚則脉弱寸弱陽虚尺弱陰虚關弱胃虚 血虚

散陰脉

散脉大而散有表無裏渙漫不收無統紀無拘束至數不齊或

來多去少或去來少渙散不收如楊花散漫之象

散似楊花散漫

飛去來無定至難齊產為生兆胎為墮久病逢之不必醫 体状

散脉無拘散漫然濡來浮細水中綿浮而遲大爲虛脉芤脉中

空有兩边 相類 左寸怔忡右寸汗溢飲左關應耎散右關耎散胕

腫胕散居兩尺魂應斷 主病 散為氣血耗散臟府欲絶之病

野鸡坞外科历代古籍藏书

3. 心肺气虚证

心肺气虚证是指由于心肺两脏气虚，表现以心悸、咳喘为主症的证候。

具体表现为胸闷心悸，咳喘气短，动则尤甚，吐痰清稀，头晕神疲，语声低怯，自汗乏力，面色淡白，舌淡苔白，或唇舌淡紫，脉沉弱或结代。由生气之源亏乏所致。

病机分析：心气虚，鼓动无力，则见心悸。肺气虚弱，主气功能减弱，肃降无权，气机上逆，而为咳喘。气虚则气短乏力，动则耗气，或活动后诸症加剧。肺气虚，气机不畅，则常感胸闷；不能输布津液，水液停聚为痰，故痰液清稀。气虚全身机能活动减弱，血行无力，则面色淡白，头晕神疲，语声低怯，自汗，舌淡苔白，脉沉弱或结代。本证以咳喘，心悸，并伴见气虚的表现为辨证要点。

4. 心脾气血虚证

心脾气血虚证是指由于心血不足、脾虚气弱所表现的心神失养，脾失健运、统血的虚弱证候，简称心脾两虚证。

具体表现为心悸怔忡，失眠多梦，头晕健忘，食欲不振，腹胀便溏，倦怠乏力，面色萎黄，或见皮下出血，女子月经量少色淡、淋漓不尽，舌质淡嫩，脉细弱。

本证多由久病失调，或由思虑过度，或由饮食不节，损伤脾胃，或由慢性失血，血亏气耗，渐而心脾气血两虚所致。

病机分析：心血不足，心失所养，心神不宁，则心悸、健忘、失眠、多梦；头目失养，则眩晕。脾虚气弱，运化失健，故食欲不振，腹胀便溏。脾虚不能摄血，可见皮下出血，女子月经量少色淡，淋漓不尽。面色萎黄，倦怠乏力，舌质淡嫩，脉细弱，均为气血亏虚之征。本证以心悸失眠，食少腹胀，慢性出血，并伴见气血亏虚的表现为审证要点。

5. 心肝血虚证

心肝血虚证是指由于心肝两脏血亏所表现以心神及所主官窍组织失养为主的血虚证候。

具体表现为心悸健忘，失眠多梦，头晕目眩，两目干涩，视物模糊，或肢体麻木，震颤拘挛，或女子月经量少色淡，甚则经闭，面白无华，爪甲不荣，舌质淡白，脉细。

本证多由思虑过度，暗耗心血，或由失血过多，或由脾虚化源不足所致。

病机分析：心血不足，心失所养，心神不宁，故见心悸健忘，失眠多梦。肝血不足，目失所养，则两目干涩，视物模糊；爪甲、筋脉失于濡养，则爪甲不荣，肢体麻木，震颤拘挛。女子以血为本，心肝血虚，冲任失养，则月经量少色淡，甚则经闭。血虚头目失养，则头晕目眩，面白无华；舌、脉失充，则舌淡白，脉细。本证以神志、目、筋、爪甲失养之状，并伴见血虚之象为审证要点。

6. 脾肺气虚证

脾肺气虚证是指由于脾肺两脏气虚，表现以脾失健运，肺失宣降为主的虚弱证候。

具体表现为食欲不振，腹胀便溏，久咳不止，气短而喘，声低懒言，乏力少气，或吐痰清稀而多，或见面浮肢肿，面白无华，舌质淡，苔白滑，脉细弱。

本证多由久病咳喘，耗伤肺气，子病及母，或由饮食不节，脾胃受损，累及于肺所致。

病机分析：肺气虚，宣降失职，气逆于上，则咳喘日久不止，气短；气虚水津不布，聚湿生痰，故痰多而清稀。脾气虚，运化失健，则见食欲不振，腹胀便溏。气虚则全身机能活动减退，故声低懒言，乏力少气；气虚运血无力，面失所荣，故面白无华。若脾虚水湿不运，泛溢肌肤，可见面浮肢肿。舌淡，苔白滑，脉细弱，为气虚之征。本证以食少便溏，咳喘短气，伴见气虚之象为辨证要点。

7. 肺肾气虚证

肺肾气虚证是指由于肺肾两脏气虚，降纳无权，表现以短气喘息为主的证候。又称肾不纳气证。

具体表现为喘息短气，呼多吸少，动则喘息尤甚，语声低怯，自汗乏力，腰膝酸软，舌淡脉弱，或喘息加剧，冷汗淋漓，肢冷面青，脉大无根。

本证多由久病咳喘，耗伤肺气，病久及肾，或由劳伤太过，或由先天元气不足，老年肾气虚，肾气不足，纳气无权所致。

病机分析：肺为气之主，司肃降；肾为气之根，主摄纳。肺肾气虚，降纳无权，气不归元，故喘息短气，呼多吸少；动则气耗，则喘息加剧。肺气虚则宗气亦微，表卫不固，则语声低怯，自汗乏力。肾气虚，骨骼失养，则见腰膝酸软。舌淡，脉弱，为气虚之征。若肾气不足，日久伤及肾阳，肾阳衰微欲脱，则喘息加剧，冷汗淋漓，面青肢厥；虚阳外浮，则脉大无根。本证以久病咳喘，呼多吸少，动则益甚和肺肾气虚为辨证要点。

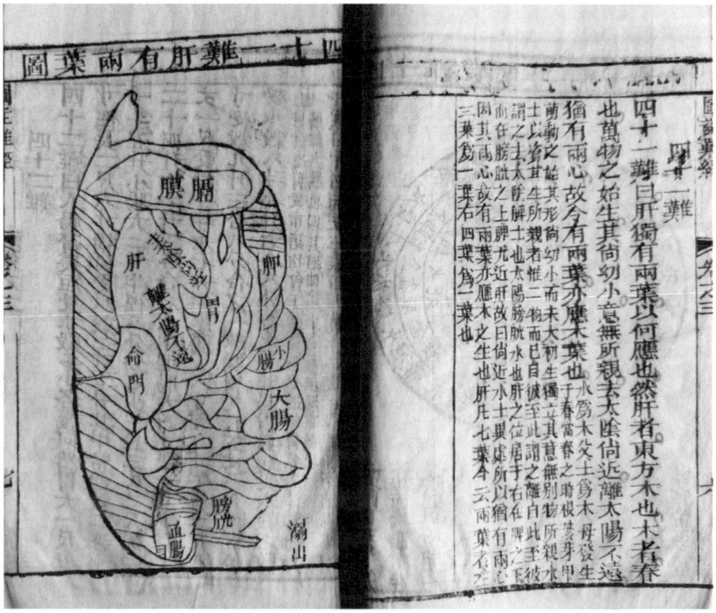
四十一難肝有兩葉圖

四十一難

四十一難曰：肝獨有兩葉，以何應也？然：肝者，東方木也。木者，春也，萬物之始生，其尚幼小，意無所親，去太陰尚近，離太陽不遠，猶有兩心，故令有兩葉，亦應木葉也。

水爲木父，土爲木母，發生于春，當春之時，根荄芽甲萌動之始，其形尚幼小而未大，初生獨立，其意無別物所親，水土以資其生，所親者惟二物而已。自彼至此謂之離，自此至彼謂之去。太陰，脾土也；太陽，膀胱水也。肝之位居于右，在脾之下，而在膀胱之上，尤近肝，故曰尚近水土，與肝處所以猶有兩心，因其兩心，故有兩葉，亦應木之生也。肝凡七葉，今云兩葉者，左三葉、右四葉爲一葉也。

野鸡坞外科历代古籍藏书

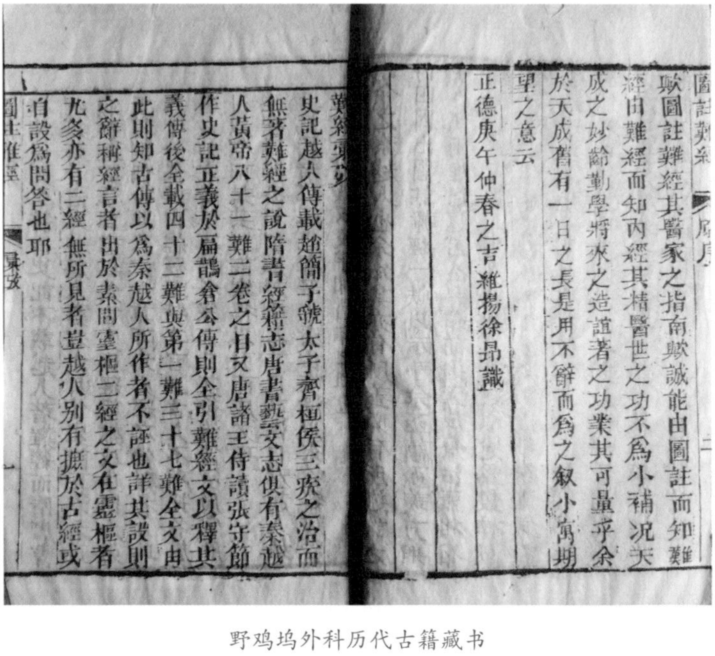
歟圖註難經其醫家之指南歟誠能由圖註而知難經由難經而知內經其精醫世之功不爲小補況天成之妙齡勤學將來之造詣著之功業其可量乎余於天成舊有一日之長是用不辭而爲之叙小寓期望之意云

正德庚午仲春之吉維揚徐昂識

難經彙考

史記越人傳載趙簡子虢太子齊桓侯三疾之治而無著難經之說隋書經籍志唐書藝文志俱有秦越人黃帝八十一難二卷之目又唐諸王侍讀張守節作史記正義於扁鵲倉公傳則全引難經文以釋其義傳後全載四十二難與第一難三十七難全文由此則知古傳以爲秦越人所作者不誣也詳其設則之辭稱經言者出於素問靈樞二經之文在靈樞者尤多亦有二經無所見者豈越人別有據於古經或自設爲問答也耶

野鸡坞外科历代古籍藏书

8. 肺肾阴虚证

肺肾阴虚证是指肺肾两脏阴液亏虚，虚火内扰，肺失清肃所表现的虚热证候。

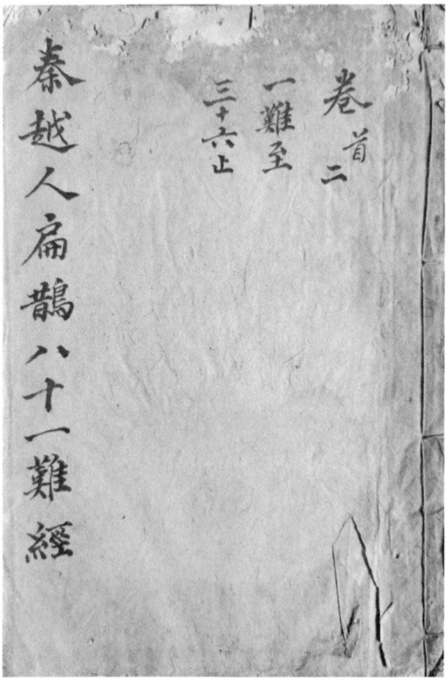

野鸡坞外科历代古籍藏书

具体表现为咳嗽痰少，或见痰中带血、口燥咽干，或见声音嘶哑、腰膝酸软，或见骨蒸潮热、盗汗颧红、形体消瘦、男子遗精、女子月经不调、舌红少苔、脉细数。

本证多由燥热、痨虫耗伤肺阴，病久及肾，或由久病咳喘，肺阴亏损，累及于肾，或由房劳太过，肾阴耗伤，不能上滋肺金所致。

病机分析：肺肾两脏阴液相互滋生，此谓之“金水相生”。若肺肾阴液亏损，在肺则清肃失职，而呈咳嗽痰少，在肾则腰膝失于滋养，故见腰膝酸软。阴虚火旺，灼伤肺络，络伤血溢，则见痰中带血；虚火熏灼会厌，则声音嘶哑；虚火扰动精室，精关不固，故见遗精。阴精不足，精不化血，冲任空虚，可见女子月经量少。若虚火迫血妄行，又可见崩漏。阴液既亏，内热必生，故呈形体消瘦、口燥咽干、骨蒸潮热、盗汗颧红，舌红少苔，脉细数等阴虚内热之象。本证以咳嗽少痰，腰膝酸软，遗精，并伴见虚热之象为辨证依据。

9. 肝火犯肺证

肝火犯肺证是指由于肝经气火上逆犯肺，而使肺失清肃所表现的证候。按五行理论又称木火刑金证。

具体表现为胸胁灼痛，急躁易怒，头胀头晕，面红目赤，烦热口苦，咳嗽阵作，甚则咳血，痰黄稠黏，舌质红，苔薄黄，脉象弦数。

本证多由郁怒伤肝，气郁化火，或由邪热蕴结肝经，上犯于肺所致。

病机分析：肺主肃降，肝主升发，升降相因，则气机条畅。肝经气火上逆犯肺，肺失清肃，气机上逆，则见咳嗽阵作；津为火灼，炼液成痰，故痰黄稠黏；火灼肺络，络损血溢，则见咳血。肝经气火内郁，失于柔顺，则见胸胁灼痛，急躁易怒。火邪上扰，则头晕头胀，面红目赤；热蒸胆气上逆，则口苦。舌红，苔薄黄，脉弦数，为肝经实火内炽之征。本证以咳嗽，或咳血，胸胁灼痛，易怒，并伴见实火内炽之象为辨证依据。

10. 肝胃不和证

肝胃不和证是指由于肝气郁滞，横逆犯胃，胃失和降所表现以脘胁胀痛为主的证候。又称肝气犯胃证、肝胃气滞证。

具体表现为胃脘、胁肋胀满疼痛，或为窜痛，呃逆嗳气，吞酸嘈杂，情绪抑郁，或烦躁易怒，善太息，食纳减少，舌苔薄白或薄黄，脉弦或带数。

本证多由情志不舒，肝气郁结，横逆犯胃所致。

病机分析：肝主疏泄，胃主受纳，肝气条达，则胃气和降。肝气郁滞，疏泄失职，横逆犯胃，胃失和降，则胃脘、胸胁胀满疼痛，或窜痛；胃气上逆，则呃逆嗳气；肝失条达，气机郁滞，则精神抑郁；若气郁化火，肝性失柔，则见急躁易怒，善太息；气火内郁犯胃，则吞酸嘈杂。肝气犯胃，胃纳失司，则见食纳减少。苔薄白，脉弦为肝气郁结之象。若气郁化火，则见苔薄黄，脉弦带数。本证以胸胁，胃脘胀痛，或窜痛，呃逆嗳气为审证要点。

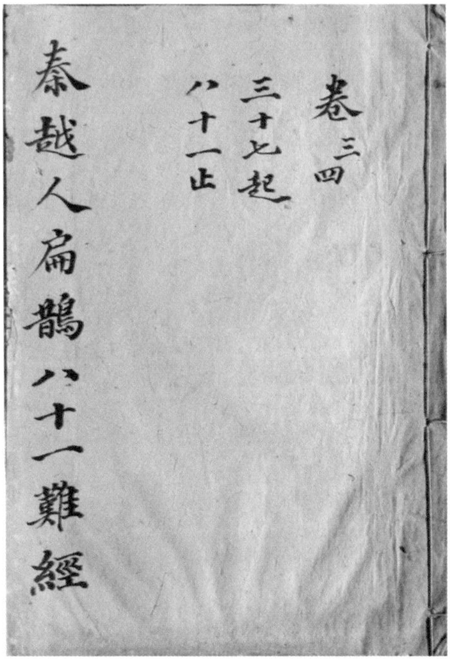

野鸡坞外科历代古籍藏书

11. 肝郁脾虚证

肝郁脾虚证是指由于肝失疏泄，脾失健运所表现以胸胁胀痛、腹胀、便溏等为主症的证候，又称肝脾不和证。

具体表现为胸胁胀满窜痛，善太息，情怀抑郁，或急躁易怒，纳呆腹胀，便溏不爽，肠鸣矢气，或腹痛欲泻，泻后痛减，或大便溏结不调，舌苔白，脉弦或缓弱。

本证多由情志不遂，郁怒伤肝，肝失条达而横乘脾土，或由饮食、劳倦伤脾，脾失健运而反侮于肝，肝失疏泄所致。

病机分析：肝失疏泄，经气郁滞，故胸胁胀痛窜痛；太息则气郁得达，胀闷得舒，故喜太息。气机郁结不畅，则精神抑郁；肝失柔顺之性，则急躁易怒。肝气横逆犯脾，脾失健运，则纳呆腹胀；气滞湿阻，则便溏不利，肠鸣矢气；气滞于腹则痛，便后气机得畅，故泻后疼痛得以缓解。苔白，脉弦或缓弱，为肝郁脾虚之征。本证以胸胁胀满，腹痛肠鸣，纳呆便溏为审证依据。

12. 肝肾阴虚证

肝肾阴虚证是指由于肝肾阴液亏虚，阴不制阳，虚热内扰所表现的证候。在三焦辨证中属下焦病证。

具体表现为头晕目眩，耳鸣健忘，口燥咽干，失眠多梦，胁痛，腰膝酸软，五心烦热，盗汗颧红，男子遗精，女子月经量少。舌红少苔，脉细而数。房事不节，肾之阴精耗损，或温热病日久，肝肾阴液被劫，皆可导致肝肾阴虚。

病机分析：肝肾阴亏，水不涵木，肝阳上扰，则见头晕目眩。肾之阴精不足，耳失充养则耳鸣；髓海不足，则健忘；腰膝失于滋养，则腰膝酸软。阴虚失润，虚火内炽，故见五心烦热，口燥咽干，盗汗颧红，舌红少苔，脉细数。此外，肝肾阴虚，肝络失养，则见胁部隐痛。虚火上扰，心神不安，则见失眠多梦；虚火扰动精室，精关不固，则见遗精。阴亏不足，冲任失充，则见女子月经量少。本证以腰膝酸软，胁痛，耳鸣遗精，眩晕，并伴见虚热之象为辨证依据。

13. 脾肾阳虚证

脾肾阳虚证是指由于脾肾阳气亏虚，温化失权，表现以泄泻或水肿为主症的虚寒证候。

具体表现为面色㿠白，形寒肢冷，腰膝或下腹冷痛，久泄久痢不止，或五更泄泻，完谷不化，粪质清冷，或面浮身肿，小便不利，甚则腹胀如鼓，舌质淡胖，舌苔白滑，脉沉迟无力。

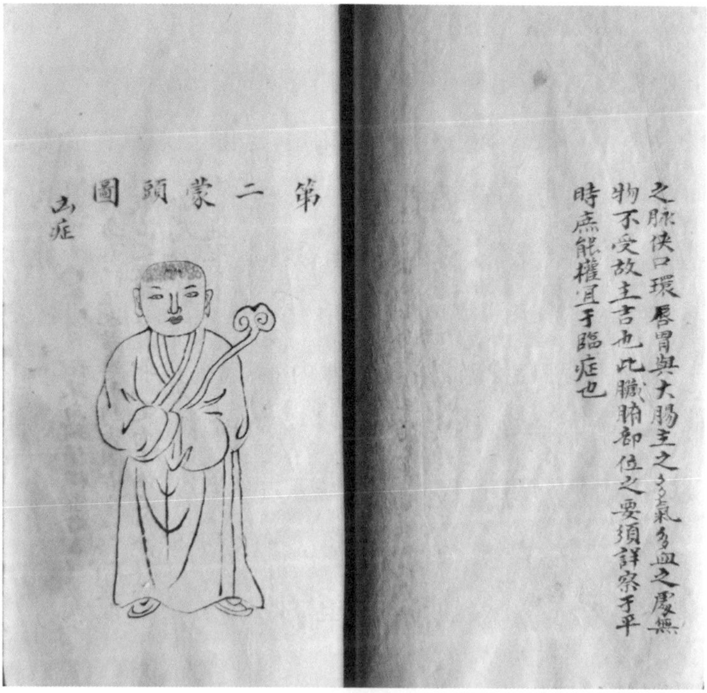

之脈侠口環唇胃與大腸主之多多氣多血之處無
物不受故主吉也此臟腑部位之要須詳察乎平
時庶能權宜乎臨症也

第二蒙頭圖

凶症

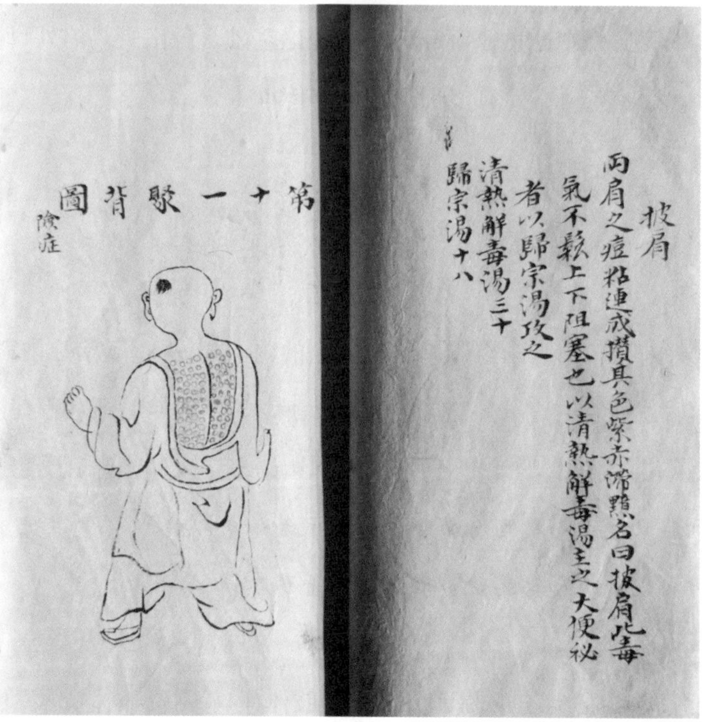

披肩

兩肩之癌粘連成攢具色紫赤滞黯名曰披肩此毒
氣不毅上下阻塞也以清熱解毒湯主之大便秘
者以歸宗湯攻之

清熱解毒湯三十

苦

歸宗湯十八

第十一駁背圖

險症

野鸡坞外科历代古籍藏书

本证多由脾、肾久病耗气伤阳，或由久泄久痢，或由水邪久踞，肾阳虚衰不能温养脾阳，或由脾阳久虚不能充养肾阳，终则脾肾阳气俱伤所致。

病机分析：脾主运化，肾司二便。脾肾阳虚，运化、吸收水谷精微及排泄二便功能失职，则见久泄久痢不止；寅卯之交，阴气极盛，阳气未复，故黎明前泄泻，此称"五更泄"，甚则泻下清冷水液，中夹未消化谷物。肾阳虚，无以温化水液，泛溢肌肤，则见面浮身肿；膀胱气化失职，则见小便短少；土不制水，反受其克，则见腹胀如鼓；腰膝失于温养，则见腰膝冷痛；阳虚阴寒内盛，气机凝滞，则见下腹冷痛。面色㿠白，形寒肢冷，舌质淡胖苔白滑，脉沉迟无力，均为阳虚失于温运，水寒之气内停之征。本证以泻痢浮肿，腰腹冷痛，并伴见虚寒之象为审证依据。

独创单方

《五脏六腑论》是中医世家辨证施治的理论基础。歙南野鸡坞外科在诊疗实践中，对理论兼治颇有心得，并有多剂独创单方传世。

举例如下：

(一) 方氏回天丸

方氏回天丸祖传单方为野鸡坞外科世家的内治秘方，用于治疗内科中风（中经络）恢复期、后遗症期之半身不遂、肢体偏瘫、麻木疼痛、伸屈不利等症。该秘方丸剂在方家代代沿袭传用，功效卓著，本乡及周边诸多中风偏瘫患者受惠颇多。

※ 本方存录于歙南野鸡坞世传方家万医著孤本《新录》。

※ 本方另见歙南野鸡坞世传方家万医著孤本《松溪汇录》。

1. 核心理念

中风恢复期和后遗症期，临证多见一侧肢体瘫痪不遂，肢体麻木、上肢偏废、下肢瘫软或拘挛，或见正气虚乏、神情淡漠、失常、语言不利等证。《灵枢·刺节真邪》

谓:“虚邪偏客于身半,其入深,内居营卫,营卫稍衰,则真气去,邪气独留,发为偏枯。”方氏认为:正虚血瘀,脉行无力,痰瘀互结,阻滞经络,是病机之要。治当益气通脉,活血化瘀,并增以辛散搜风之品。

2. 方药及加工要求

方药组成:蕲蛇、姜黄、制首乌、炙黄芪、白术、淡全虫、细辛、牛黄、天竺黄、乳香、龟板、川芎、犀角、冰片、川黄连、熟附子、赤芍、沉水香、土藿香、广三漆(三七)、杭青皮、玉桂心、制香附等55味中药。

药物选材要求:蕲蛇,以本地祁门所产之“祁蛇”为最佳,白术宜选歙术(狗头术),水牛角代犀角,牛黄采用人造品,药效亦相当,其他约近10味,均宜选本土道地药材。

丸药加工要求:上药烘干、研末(100目),其中冰片、细辛等直接研末,熟地必须九蒸九晒,按祖法,炼蜜为丸。

3. 功效主治

益气通脉,活血化瘀,化痰搜风,舒筋活络。主治中风恢复期和后遗症期肢体偏瘫,半身不遂,神情淡漠,语言不利等症。

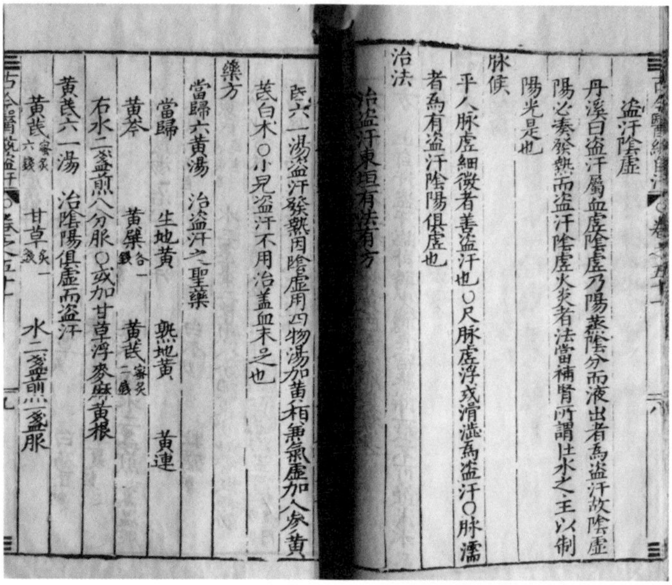
盜汗陰虛
丹溪曰盜汗屬血虛陰虛乃陽蒸陰分而液出者為盜汗故陰虛
陽必湊發熱而盜汗陰虛火炎者法當補腎所謂壯水之主以制
陽光是也
脈候
平人脈虛細微者善盜汗也○尺脈虛浮或滑澀為盜汗○脈濡
者為有盜汗陰陽俱虛也
治法
治盜汗東垣有法有方
六一湯盜汗發熱因陰虛用四物湯加黃柏兼氣虛加人參黃
芪白术○小兒盜汗不用治蓋血未足也
藥方
當歸六黃湯 治盜汗之聖藥
當歸 生地黃 熟地黃 黃連
黃芩 黃檗各一錢 黃芪蜜炙二錢
右水二盞煎八分服○或加甘草浮麥麻黃根
黃芪六一湯 治陰陽俱虛而盜汗
黃芪蜜炙六錢 甘草炙一錢 水二盞煎一盞服

野鸡坞外科历代古籍藏书

4. 用法

每服9克，每日2次。温水送服。

5. 禁忌

孕妇忌服。

▶方氏回天丸价值论证

1. 病机认识

积损正衰，是为中风（中经络）总病机，《素问·阴阳应象大论》谓：“年四十而阴气自半，起居衰矣。”故中风多见于中老年患者，气虚则运血无力，血流不畅，而致脑脉瘀滞不通，阴血亏虚则阴不制阳，内风动越，携痰浊、瘀血上扰清窍，发为本病。正如《景岳全书·非风》所云：“卒倒多由昏愦，本皆内伤积损颓败而然。”又过食肥甘，脾胃受伤，运化失司，痰浊内生，壅滞经脉，痰郁互结，携风阳之邪，窜扰经脉，发为本病。故益气通脉，活血化瘀，化痰搜风，舒筋活络，为本病治疗大法。

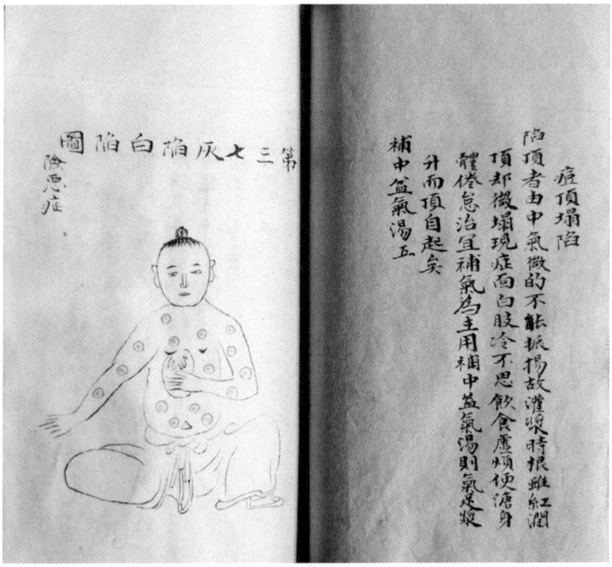

野鸡坞外科历代古籍藏书

2. 药物配伍及加工特点

方中炙黄芪、白术、制首乌、龟板，益气健脾，滋阴潜阳，以治其本；牛黄（人工牛黄)、天竺黄、犀角(水牛角)、川黄连,息风止痉,清心化痰;蕲蛇(祁蛇)、淡全虫,性走串,通经络,透骨搜风;合赤芍、川芎、广三漆(三七)、乳香、姜黄,活血化瘀,以祛除肢体经络之瘀血痰滞;更有熟附子、沉水香、桂心、杭青皮、制香附、细辛、冰片等,或佐以温肾,兼通心阳,或舒肝解郁,或辛散走串,在方中多为佐使之药。依据祖方祖法,大方(55味),剂大力专,重用本土特产祁蛇等十余味道地药材,采用祖传炮制加工程序,疗效卓著,无毒副作用。

3. 施惠于民

该秘方丸剂在方家代代沿袭传用,至今200余年,功效卓著,本乡及周边诸多中风偏瘫患者受惠颇多。

4. 传世基础

医疗价值:中风病及其后遗症的康复,仍然是临床棘手难题,方氏回天丸以黄山道地药材祁蛇为主,益气通脉,活血化瘀,化痰搜风,舒筋活络,疗效显著,临床应用价值较高。

技术价值:方氏回天丸系歙南野鸡坞外科祖传内治秘方,其药物组成、选材、加工炮制等,均遵循祖法秘方,体现了传统中医的技术价值。

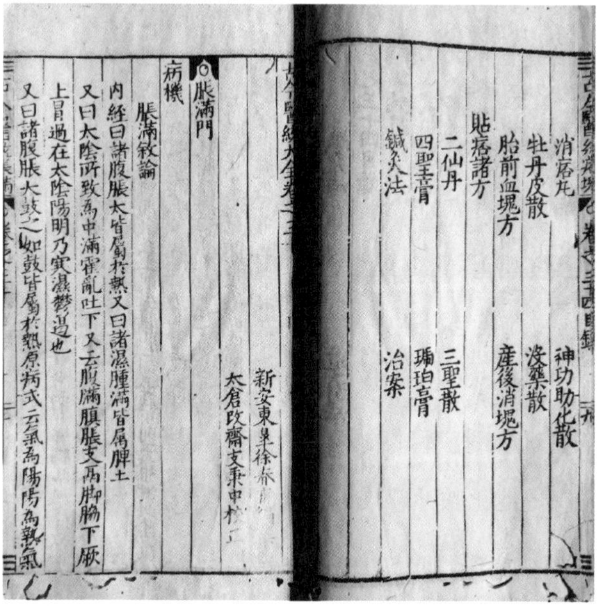

野鸡坞外科历代古籍藏书

文化价值：歙南野鸡坞外科是新安医学颇具影响的名医世家，迄今十代，代不乏人。其以方氏回天丸为代表的一系列外科、内科治疗技术及秘法、秘方，蕴含着丰富的新安医学治疗思想及文化理念，应多加保护、大力弘扬。

（二）太乙比天膏

太乙比天膏单方是歙南野鸡坞外科世家祖传的外治膏药秘方，用于治疗外科疮疡、痈疽、无名肿毒，或正气内虚，或气血内伤，反复不愈合者。该外用膏药秘方在方家代代沿袭传用，至今200余年，功效卓著，患者受惠颇多。

※ 本方存录于歙南野鸡坞世传方家万医著孤本《新录》。

※ 本方另见歙南野鸡坞世传方家万医著孤本《松溪汇录》。

1. 核心理念

疮疡病因，有外感六淫邪毒和内伤七情、饮食、房劳之分。方氏认为，内伤疮疡，大多因虚致病，或肾虚络空易为流痰；或肺肾阴亏而虚火上炎，或灼津为痰而成瘰疬，且初、中期亦多见有阴证疮疡者。同时提出外科疾患并非都由火热之毒而生，除疔疮外，很少用清热解毒药。而常以益阴养血，托里排脓，去腐生肌为大法，或少佐温阳辛散之品，以扶正透邪。

2. 方药组成及加工要求

方药组成：玄参、生地、白芷、当归、大黄、赤芍等7味中药。

加工要求：用香油750克，将上述7味方药浸入油内，春5日，夏3日，秋7日，冬10日。再用桑柴火慢熬至药渣枯黑，滤去药渣再熬至滴水成珠不散，即加入水飞黄丹，用槐柳条不停搅拌至老嫩适中，倾出，置于阴凉地面一宿，去除火毒，即可听用。

3. 功效主治

益阴养血，扶正透邪，托里排脓，去腐生肌。主治各类慢性疮疡、痈疽、无名肿毒，各种皮肤软组织慢性化脓性感染，反复不能愈合者。

4. 用法

略。

5. 禁忌

疮痈疔疖初期，或伴全身发热者忌用。

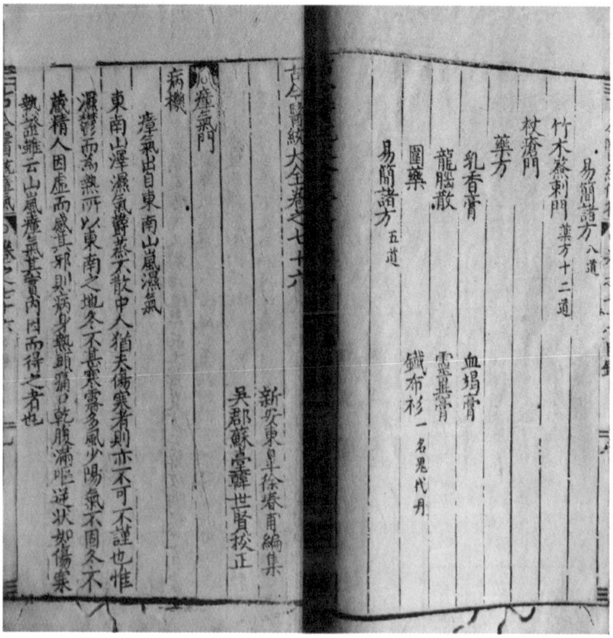

古今醫統大全卷之七十六

新安東皐徐春甫編集

吳郡蘇霖世賓校正

瘴氣門

病機

瘴氣出自東南山嵐濕氣

東南山澤濕氣鬱蒸不散中人猶夫傷寒者則亦不可不謹也惟濕鬱而為熱所以東南之地冬不甚寒春多風少陽氣不固冬不藏精人因虛而感其邪則病身熱頭痛口乾腹滿嘔逆狀如傷寒執證雖云山嵐瘴氣其實內因而得之者也

易簡諸方 八道

竹木簽刺門 藥方十二道

杖瘡門

藥方

乳香膏 血竭膏

龍腦散 靈異膏

圍藥 鐵布衫 一名鬼代丹

易簡諸方 五道

野鸡坞外科历代古籍藏书

▶太乙比天膏单方价值论证

1. 病机与治法认识

阴证疮疡之辨证，首见于《外科正宗》卷一。其证特点为病程长，起病缓，疮疡难消，难溃，难敛；或疮形平塌散漫，溃则脓水清稀，不疼或隐痛，或抽疼，皮色不变，或紫暗或沉黑，不热或微热；神疲乏力，面白，自汗，盗汗，脉沉细而无力。呈气血双亏之证候。故益阴养血，扶正透邪，托里排脓，为本病治疗之法。

2. 药物组成及配伍特点

本方以生地、玄参，滋阴凉血，消痈散结；当归、赤芍，活血止痛；佐以白芷，性温辛散，托毒排脓；更加大黄、黄丹，消肿散结。诸药相合，共奏益阴养血，扶正透邪，托里排脓，去腐生肌之功。全方仅7味，组方精炼，依据祖方祖法，采用祖传炮制加工程序，疗效卓著，无毒副作用。

3. 施惠于民

该秘方膏在方家代代沿袭传用，至今200余年，对慢性疮疡、痈疽、无名肿毒等症，功效卓著，本乡及周边诸多患者受惠颇多。

4. 传世基础

医疗价值：慢性疮疡、痈疽、无名肿毒及各种皮肤软组织慢性化脓性感染，仍是临床棘手难题。方氏太乙比天膏，以益阴养血，扶正透邪为打法，托里排脓，去腐生肌，疗效显著，临床应用价值较高。

技术价值：太乙比天膏系歙南野鸡坞外科祖传外治膏药，其药物组成、选材、加工炮制等，均遵循祖法秘方，体现了传统中医的技术价值。

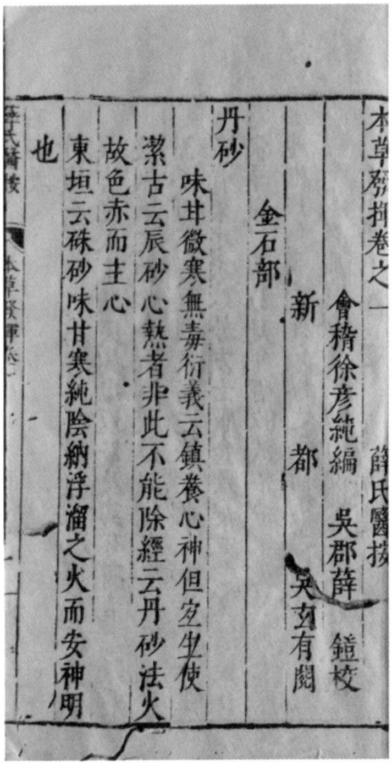
本草發揮卷之一　薛氏醫按
會稽徐彥純編　吳郡薛　鎧校
新　都　吳玄有閱
金石部
丹砂
味甘微寒無毒衍義云鎮養心神但宜生使
潔古云辰砂心熱者非此不能除經云丹砂法火
故色赤而主心
東垣云硃砂味甘寒純陰納浮溜之火而安神明
也

野鸡坞外科历代古籍藏书

文化价值：野鸡坞外科是新安医学颇具影响的名医世家，迄今已十代，代不乏人。其以太乙比天膏为代表的一系列外科治疗技术及秘法、秘方，蕴含着丰富的新安医学治疗思想及文化理念，应多加保护、大力弘扬。

（三）加味地黄汤

加味地黄汤单方是野鸡坞外科世家祖传的秘方，用于肝肾亏虚，眼睛不红、不肿痛，眼胞不下坠，但视物不明，及病后眼睛看物不清楚，云翳退后不明，夜见灯有丝球者。该方在方家代代沿袭传用，至今200余年，功效卓著，患者受惠颇多。

※ 本方存录于歙南野鸡坞世传方家万医著孤本《新录》。

※ 本方另见歙南野鸡坞世传方家万医著孤本《松溪汇录》。

1. 核心理念

补水济心，补金生肾。主春月伤风后阴虚，肾水不能上济于心，虚火上越，致下利，咽痛，胸满心烦。方氏认为，夫既是肾阴之虚，用地黄汤以滋水，且大肠自利，得壮火而泻，得少火而止，虽地黄汤内减熟地之多，增茯苓、泽泻之少，亦足以利水而固肠，然无命门之火以相通，则奏功不速。引药下行，诸药相配，可健脾补肾，增强机体免疫力，从而达到治愈目的。

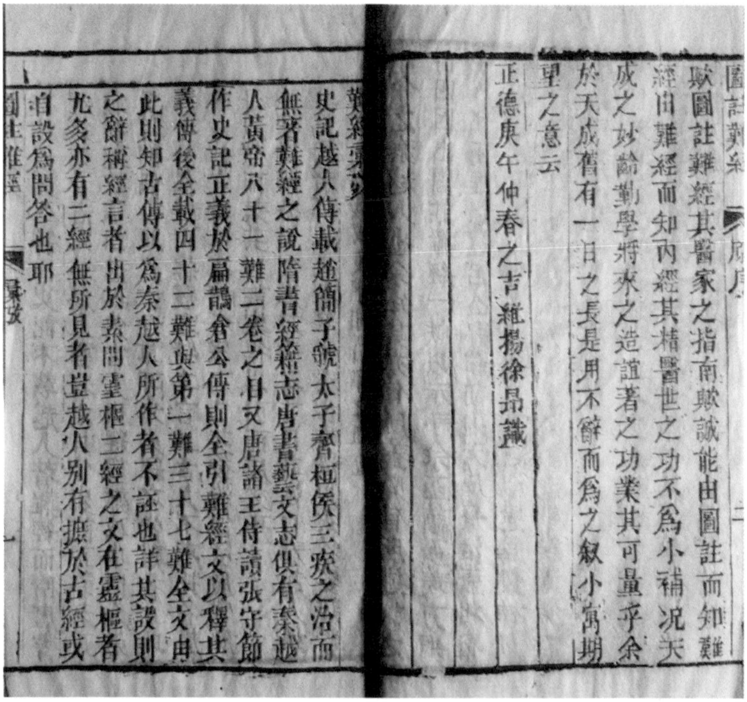
歟圖註難經其醫家之指南歟誠能由圖註而知難經由難經而知內經其精醫世之功不爲小補況天成之妙齡勤學將來之造詣著之功業其可量乎余於天成猶有一日之長是用不辭而爲之叙以寓期望之意云

正德庚午仲春之吉維揚徐昂識

史記越人傳載趙簡子虢太子齊桓侯三疾之治而無著難經之說隋書經籍志唐書藝文志俱有秦越人黃帝八十一難二卷之目又唐諸王侍讀張守節作史記正義於扁鵲倉公傳則全引難經文以釋其義傳後全載四十二難與第一難三十七難全文由此則知古傳以爲秦越人所作者不誣也詳其設問之辭稱經言者出於素問靈樞二經之文在靈樞者尤多亦有二經無所見者豈越人別有擄於古經或自設爲問答也耶

野鸡坞外科历代古籍藏书

在治疗过程中，应根据急则治其标，缓则治其本之原则。在复感外邪时，以祛其病邪为主。病邪祛除后，仍以益脾肾固本为主。

2. 方药组成及功效特点

方药组成：山萸、归身、熟地、泽泻、枸杞、山药、菊花、菟丝、川芎、茯苓、丹皮等十余味中药。

方中熟地、山萸、山药、茯苓、泽泻、丹皮六味滋水制火；枸杞、菊花，补肝肾，明目退翳，视物得清；归身、川芎，活血养血；佐以菟丝，阳中求阴。诸要相合，共奏补水济心，补金生肾，清虚火，滋肾阴，清肝明目，养心除烦之功效。

治疗中出现外感有热象的可用桑菊饮、银翘散加减；有浮肿咽痛者，可用麻黄、连翘、赤小豆汤、越婢加术汤加减;舌质偏红的,去熟地、菟丝,加生地黄、知母;苔腻黄的,加大茯苓用量,并加黄柏、车前子;舌淡苔白加肉桂、附子;苔腻白的加苍术、半夏。

3. 功效主治

补水济心,补金生肾。主春月伤风后阴虚,肾水不能上济于心,虚火上越,致下利,咽痛,胸满心烦。

4. 用法

水煎服,为丸亦可。

5. 禁忌

忌辛辣之品,同时须忌鱼腥、酒、鲤鱼、羊肉、野鸡等物。

(四)泻肝汤

泻肝汤单方是野鸡坞外科世家祖传的秘方,用于眼珠四圈红,初起痒痛泪出,眼珠难以回转,不辨人物,或痛或微痛,此病古称“鹘眼凝睛”,此风热入眼,肝火也。本方以柴胡、泽泻、车前子、当归、生地黄等为主。该方在方家代代沿袭传用,至今200余年,功效卓著,患者受惠颇多。

※ 本方存录于歙南野鸡坞世传方家万医著孤本《新录》。

※ 本方另见歙南野鸡坞世传方家万医著孤本《松溪汇录》。

1. 核心理念

鹘眼凝睛,系肝胆实火上炎及肝经湿热下注之证。清肝胆实火与下焦湿热,正切中病机之药,故以柴胡为君药。配伍泽泻、车前子等清热利水药,使肝胆实火或肝经湿热由小便而出。肝藏血,肝经有热,则易伤阴血,配伍当归、生地黄等养阴血药以防之。而生地黄凉血,凉血即可凉肝;当归活血,血行则湿热易去。这样配伍使清中有利,加强清热泻火作用,清利之中又养阴血,阴血充足亦有助于降火。

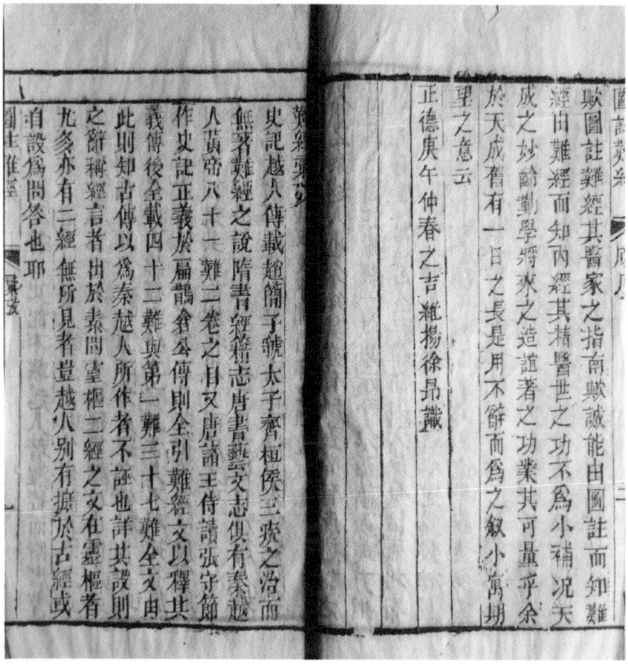
歟圖註難經其醫家之指南歟誠能由圖註而知難
經由難經而知內經其精醫世之功不爲小補况天
成之妙齡勸學將來之造詣著之功業其可量乎余
於天成者有一日之長是用不辭而爲之叙小萬期
望之意云
正德庚午仲春之吉維揚徐昂識

史記越人傳載趙簡子虢太子齊桓侯三疾之治而
無著難經之說隋書經籍志唐書藝文志俱有秦越
人黃帝八十一難二卷之目又唐諸王侍讀張守節
作史記正義於扁鵲倉公傳則全引難經文以釋其
義傳後全載四十二難與第一難三十七難全文由
此則知古傳以爲秦越人所作者不誣也詳其設問
之辭稱經言者出於素問靈樞二經之文在靈樞者
尤多亦有二經無所見者豈越人別有據於古經或
自設爲問答也耶

野鸡坞外科历代古籍藏书

2. 方药组成及用法

方药组成:柴胡、防风、荆芥、赤芍、槐仁、青皮、归尾、车前子、菊花、川芎、黄芩等十余味中药。

用法:水煎服,每日1剂。

3. 功效主治

风热入眼,致患鹘眼凝睛外障,初起痒痛泪出,眼珠难以回转,不辨人物,或见肝火所致牙齿痈肿疼痛,口干苦者。

4. 禁忌

临床加减时,应注意保护脾胃。中病即止,不可久用。

悬壶拾得

一、湿疹诊疗浅谈

(一) 湿疹的病因

湿疹病因复杂,常为内外因相互作用结果,是复杂的内外因子引起的一种迟发型变态反应。内因如慢性消化系统疾病、精神紧张、失眠、过度疲劳、情绪变化、内分泌失调、感染、新陈代谢障碍等;外因如生活环境和气候变化、饮食不当等,均可导致湿疹的发生。外界刺激如日光、寒冷、干燥、炎热、热水烫洗以及各种动物皮毛、植物、化妆品、肥皂、人造纤维等也可诱发湿疹。中医学认为,湿疹主要由内有心火,脾湿为患,外感风湿热邪,内外夹攻而所致。由于心经有热,或情志所伤,性情急躁,心绪烦扰,气郁化火。心主火,主血脉,心火内盛,血分有热;或饮食不节,嗜饮茶酒,辛辣鱼腥及动风发物,致脾失健运,湿热内蕴;又遭风湿热邪侵袭于肌肤,卫外不固,腠理疏松,风湿热邪客于肌肤所致。

(二) 病例及分析

1. 湿疹医案一

任某,男,62岁,2021年5月10日初诊。

患者近两年来常起皮肤湿疹,近三月更甚,以四肢较多,初时散在全身,继而成片状增多,发痒,搔破后流黄水,无发热,饮食尚佳,睡眠不实,大小便正常,脉沉弦细数,舌质正常,中心白黄苔腻。

拟诊:属脾湿化热,兼血燥生风;治宜养血清热,祛风除湿。

处方:当归尾、赤芍、干生地、川芎、丹皮、何首乌、胡麻仁(微炒)、白蒺藜、黄柏、苦参、蝉蜕(微煅为末冲服)、红花、土茯苓、生黄芪。服10剂,每日1剂。

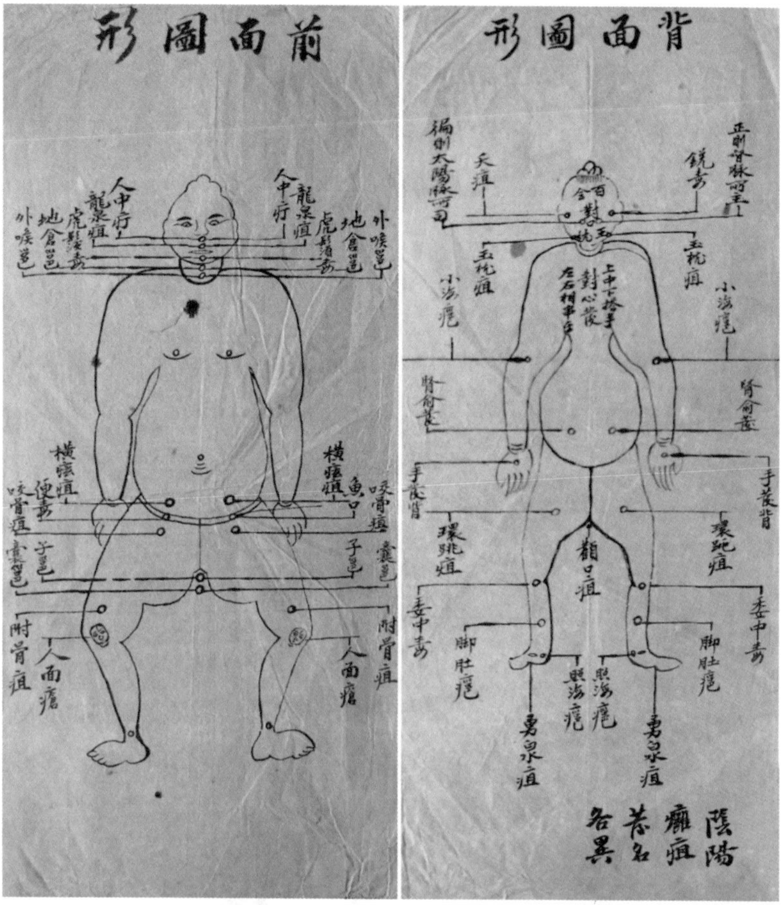

野鸡坞外科秘制阴阳痈疽位置图

5月20日二诊：服药后湿疹见退，痒亦减，食欲佳，睡眠尚差，大小便正常，脉象转缓，舌苔见退，原方加丹参，续服10剂。

6月3日三诊：疹渐消，痒亦大减，较前亦显著减轻，食欲正常，睡眠尚佳，大小便正常，脉缓，舌质正常无苔，仍本前法加地榆、牛膝、去川芎，再服5剂。

案例分析：本例湿疹，以四肢较多，四肢为诸阳之本，脾主四末并主肌肉，其病由脾弱生湿，湿聚生热，热极生风，风湿搏结，发于皮肤，四肢尤甚，野鸡坞外科祖传治则载宜养血、清热、祛风、除湿等法，连服20余剂症状基本消失。

2. 湿疹医案二

桂某，女，33岁，2020年7月6日初诊。

患者从2007年开始，下肢皮肤起湿疹，痒甚，每年秋后发作一次，经各种治疗未能根除，后每次发作逐渐向上蔓延，目前颈部亦起湿疹，其形似癣，成片，痒甚，搔后皮湿破溃流黄水，食欲正常，大便经常干燥，平日喜饮酒，嗜厚味，脉缓，左关微弦，舌质正常，苔薄白微腻。

拟诊：属湿热兼风，蕴藏皮下，久则化燥，皮溃风乘，证属风湿，治宜祛风除湿，从阳明太阴为主。

处方：升麻、葛根、赤芍、生甘草、白芷、羌活、藁本、苦参、白蒺藜、白附子（制）、姜制天麻、胡麻仁、僵蚕、蝉蜕、全蝎、蛇蜕（微煅存性）。共为细末，每次饭后，白开水送服。

7月15日二诊：服药后颈部痒疹减轻，但下肢仍痒，以下肢内侧及腹部为显，背部及下肢外侧少见而痒轻，食欲、大小便正常，脉如前，舌质无苔，原方加减，改散为汤剂。

处方：赤芍、独活、归尾、白芷、甘草、丹皮、红花、地龙、藁本、苦参、白蒺藜、姜制天麻、胡麻仁、僵蚕、蝉蜕、全蝎、蛇蜕（焙脆研末另包冲服）6剂。

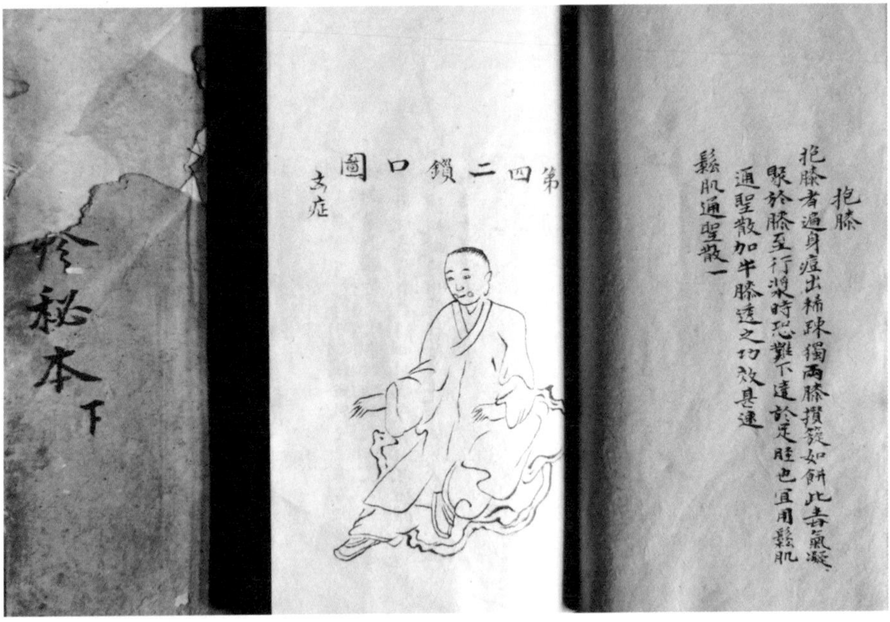

秘本下
第四二鎖口圖
抱膝
抱膝者遍身痘出稀疎獨兩膝攢簇如餅此毒氣凝聚於膝至行漿時恐難下達於足脛也宜用鬆肌通聖散加牛膝達之功效甚速
鬆肌通聖散一

野鸡坞外科历代古籍藏书

7月21日三诊：药后疹痒俱减，饮食、睡眠、大小便均正常，脉舌同前，原方化裁。

处方：当归尾、赤芍、细生地、川芎、苦参、胡麻仁、白蒺藜、丹皮、黄柏、甘草、土茯苓、蒲公英、蝉蜕、蛇蜕、(焙脆研末另包冲服)3剂。

7月25日四诊：症状又再减，脉舌无变化。

原方再服二剂，另用地肤子、黄柏、苦参、荆芥、枯白矾、川花椒共为粗末，分为4包，每次1包，熬水加葱二根温洗。

7月28日五诊：皮疹已基本消失，偶有微痒，食欲、睡眠、大小便均正常，脉和缓，舌正无苔。

前方加白附子、羌活、独活，仍为丸剂，继续服用。

连续用药又近一个半月，疹消而愈，至今未复发作。

案例分析：患者素喜饮酒，并嗜好厚味，多年来湿重而下肢常起湿疹，每年秋后发作，历时已久，由下肢渐渐向周身蔓延，浸淫作痒。乃脾弱生湿，血燥生热，皮肤搔破，风邪乘之，风湿热蕴于皮肤。

野鸡坞外科对此湿疹的治则为：治以阳明、太阴为主者，因阳明、太阴同主肌肉，用清热祛风化湿为主，使邪有外出之路。

此病由于病久毒深，宜内服外洗药兼施，治疗二月有余，而病始愈。本症虽无生命之危，但迁延日久，溃烂过甚，可以成为浸淫疮，若内陷则更伤脏腑，或并发其他疾病，则治之更难矣。

二、养生茶单方浅析

(一) 核心理念

方氏养生茶单方：桑叶、菊花、绿茶。

养生茶单方，配料精，口感佳，药味简，作用多，功效显，易于推广。

茶作为一种天然养生饮品，从养生角度来讲，要了解绿茶的性味。根据《本草纲目》记载，茶“味苦、甘，微寒，无毒”，我国传统习惯认为“甘”为补，“苦”则泻，所以绿茶是补、泻兼有的天然饮品。另据明朝李士撰写的《雷公炮制药性解》，绿茶的归经“入心、肝、脾、肺、肾五经”，能调理五脏。绿茶的成分很多，其中营养成分丰富，如维生素、氨基酸、嘌呤碱、多酚类化合物、矿物质、脂多糖、糖类、蛋白质和脂肪等，对于健康养生有着十分重要的意义，其中以黄山的大叶种茶树所产绿茶最佳。

茶自古以来就被认为是一味良药，而实际上如将茶与其他中草药配伍，确实可制成各种功能性的养生保健茶，用于疾病的治疗和辅助治疗，由此可见茶的功效十分广泛。

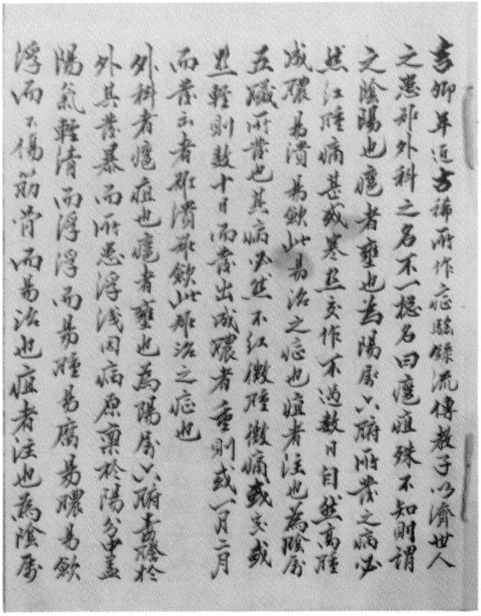
吾鄉年近古稀所作症驗錄流傳教子以濟世人
之患邪外科之名不一總名曰癰疽殊不知則謂
之陰陽也癰者壅也爲陽屬六腑所發之病必
然紅腫痛甚或寒熱交作不過數日自然高腫
成膿易潰易斂此易治之症也疽者沮也爲陰屬
五臟所發也其病必然不紅微腫微痛或寒或
熱輕則數十日而發出成膿者重則或一月二月
而發出者難潰難斂此難治之症也
外科者癰疽也癰者壅也爲陽屬六腑毒騰於
外其發暴而所患浮淺因病原稟於陽分中蓋
陽氣輕清而浮浮而易腫易腐易膿易斂
浮而不傷筋骨而易治也疽者沮也爲陰屬

野鸡坞外科第七代方德铝医案手稿

养生茶中还有两味药材具有不俗的功效。其一为桑叶。桑叶有疏散风热，清肺润燥，清肝明目的功效，且有治疗风热感冒，肺热燥咳，头晕头痛，目赤昏花的作用，而桑叶又以霜后采者质佳。桑叶味苦、甘，性寒，《本经》中记载桑叶“除寒热，出汗”，《唐本草》中也有记载桑叶具有“水煎取浓汁，除脚气、水肿、利大小肠”的功效。其二为菊花。菊花作为徽州山区常见药材之一，其药用功效同样广泛流传。汉朝《神农本草经》记载：“菊花久服能轻身延年。”三国时期“蜀人多种菊，以苗可入菜，花可入药，园圃悉植之，郊野火采野菊供药肆”。菊花根据花期可分为夏菊、秋菊，其中以秋菊中的晚菊药用功效最好。晚菊于每年10～11月进行采摘，是徽州山区栽培最普遍的秋菊。

（二）饮用方法

养生茶冲煮时间的长短，与茶叶的用量及饮用方法有关。

如何确定煮茶时间的长短？一般以绿茶汁浸出，汤味鲜爽醇厚时为宜。

养生茶的饮用方法以冲泡和煎煮为主，冲泡养生茶，以3～4分钟为宜，此时茶的色、香、味、形俱全。煮方氏养生茶以10分钟为宜，此时茶香味醇。秋菊花白瓣黄心，老树桑叶茎黄色暗，大叶绿茶叶厚汤清。煮茶时间稍长些，则泡煮新的绿茶时间可以稍短些。

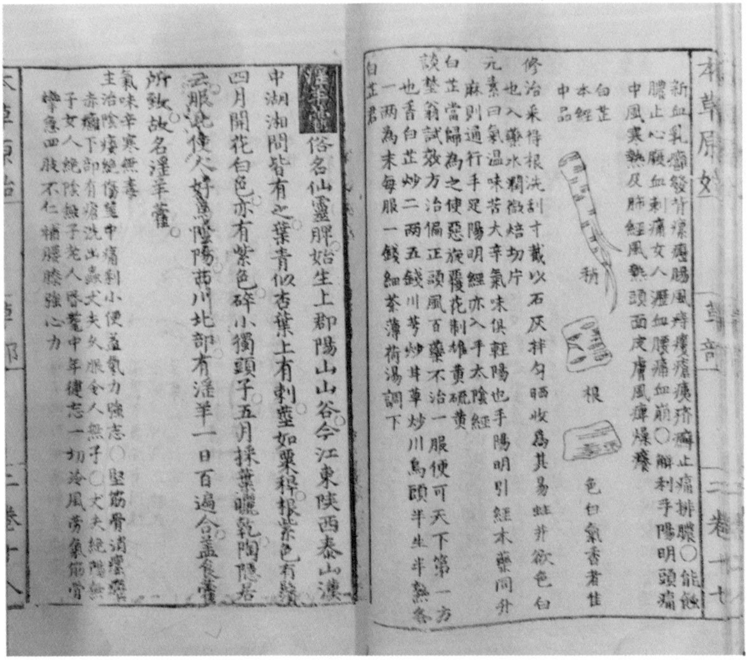
本草原始 草部 二卷 十七
新血乳癰發背瘰癧腸風痔瘻瘡痍疥癬止痛排膿○能蝕
膿止心腹血刺痛女人瀝血腰痛血崩○解利手陽明頭痛
中風寒熱及肺經風熱頭面皮膚風痺燥癢
白芷 本經 中品

修治采得根洗刮寸截以石灰拌匀晒收為其易蛀并欲色白
也入藥水潤微焙切片
元素曰氣溫味苦大辛氣味俱輕陽也手陽明引經本藥同升
麻則通行手足陽明經亦入手太陰經
白芷當歸為之使惡旋覆花制雄黄硫黄
談埜翁試效方治偏正頭風百藥不治一服便可天下第一方
也香白芷炒二兩五錢川芎炒甘草炒川烏頭半生半熟各
一兩為末每服一錢細茶薄荷湯調下
白芷君

淫羊藿 俗名仙靈脾始生上郡陽山山谷今江東陜西泰山漢
中湖湘間皆有之葉青似杏葉上有刺莖如粟稈根紫色有鬚
四月開花白色亦有紫色碎小獨頭子五月採葉曬乾陶隱居
云服此使人好為陰陽西川北部有淫羊一日百遍合蓋食藿
所致故名淫羊藿
氣味辛寒無毒
主治陰痿絕傷莖中痛利小便益氣力強志○堅筋骨消瘰癧
赤癰下部有瘡洗出蟲○丈夫久服令人無子○丈夫絕陽無
子女人絕陰無子老人昏耄中年健忘一切冷風勞氣筋骨
攣急四肢不仁補腰膝強心力
本草原始 草部 二卷 十八

野鸡坞外科历代古籍藏书

养生茶能帮助消化、消胀、降逆、通大小便。近年来绿茶被用于各类养生饮品中，尤其是大叶种茶树绿茶，经常饮用对降脂减肥有一定效果。

（三）功效与禁忌

健胃行气、利水疗疮、提神明目、清热解毒、祛风祛痰。适用于风热感冒、积食滞气、发热咳嗽、肝热目暗。

另可用于普通人群日常保健,应用广泛。但不要空腹喝茶,忌喝隔夜茶。老年人、肝病患者、低血糖患者、尿结石患者、肠胃病患者和感冒发烧者不宜饮用。女性在经期、怀孕和哺乳期也不宜饮用。

纵观新安医学的演变发展,可以清晰地发现对茶的药用功效的研究,与新安医学的发展相辅相成,一路相伴。在新安医学众多门派和典籍中,茶的身影时有出现,对诊疗、病体恢复及养身调理,起到了一定的辅助作用。

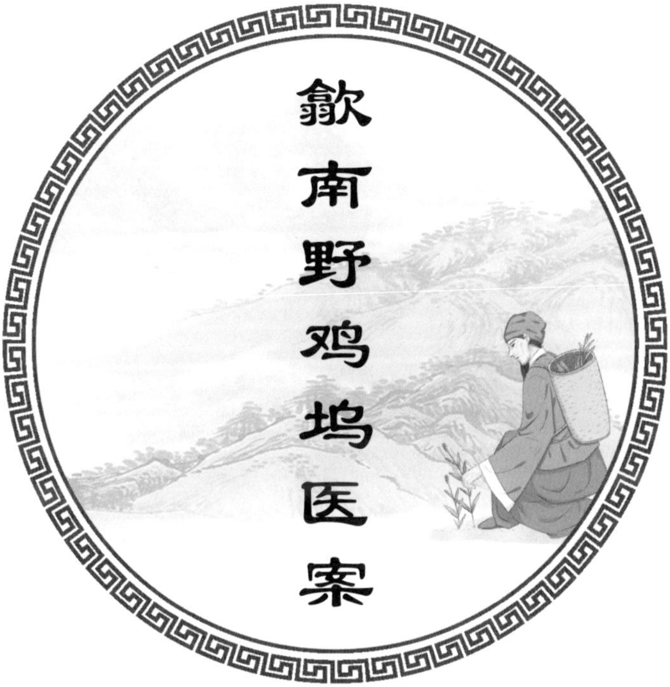

歙南野鸡坞医案

下编

壺隱叢編

五藏六府論

方德章錄

五藏論

心為君主之官藏神為生血之源為離火人卧心神藏於陰陰心陰不足惟陽獨亢遂其上炎之性失其下交之令未濟之象斯寤不成寐須交通坎離自效

肝為將軍之官主藏血藏魂主疏泄主動主升主周身之筋屬木為剛藏肝木實宜瀉肝氣虛宜補木燥息肝氣橫亟均宜養血柔肝滋腎生肝肝木不侮脾之氣不運則不宜

治當培土抑木

脾為陰土，土為萬物之母，主生化之源，統血而惡溼喜燥。是以脾虛生氣者則不宜補，惟以運化。若肝木侮脾，宗氣不足者，均宜培土抑木，土生金，金生水，水生木為治。

肺為嬌藏，為五藏之華蓋，又為生血之源，屬金，朝百脈，輸精於皮毛，主藏魄。諸氣膹鬱皆屬於肺，肺主氣，氣高於上，不宜降，須從養陰益氣，俾其肺氣四布，清肅自能下降。

腎主水，為納氣之海，主藏精，主水中之火，為命脈之根，主五藏之本乙癸同源肝木為病木尅脾土宜分別治法或培土抑木腎惡燥燥則不利於腎濕則不利於脾先天之本在腎後天之本在脾脾主健運大凡肝病須從先後天根本推求枝葉雖枯根蒂未壞既有根本固治自愈然用在人將息在己勝於草木之功多矣

六府論

膽為清淨之府無出入之路包藏於肝為中正之官肝移熱於膽則口苦故有膽寒不寐者有驚恐致病者則見生

五藏六府論

卧不寧心煩云 主三状

胃為水穀之海大凡疾病全賴胃氣為本不怕病重只要有胃氣業醫者細揣致病之由何患不着手成春乎

大腸為傳道之官變化出焉主津液是以鬱火傷津大便乾結宜以舒鬱潤腸主治非津枯液燥可比宜分别治之

小腸為受盛之官化物出焉主津液液乾致小便不通者則點滴不通若小便頻數爲肝火疏泄鬱热移於小腸又有州都之氣化不亦小便不通宜從化源主之

膀胱者州都之官津液藏焉氣化則能出矣若氣不化或溼熱或鬱熱隔入膀胱膀胱阻遏州都之氣小便不利者宜分别主治

三焦者决瀆之官水道出焉上中下三焦若霧露之溉有影無形上焦宗氣與營氣同行中焦化血為營下焦滲別清濁上焦心肺居之中焦脾胃居之下焦肝膽腎膀胱大小腸居之江涵暾云三焦之病除在藏府并無另立病名

五藏六府論

傷寒指掌司天訣

許宣治幼科

子午少陰君火天，陽明燥金應在泉。
丑未太陰濕土合，太陽寒水雨纏綿。
寅申少陽相火旺，厥陰風木地中連。
卯酉卻與子午倒，辰戌巳亥亦皆然。

十二化五運歌

鑒述余午亭

甲己化土乙庚金，丁壬化木盡成林。
丙辛便是長流水，戊癸南離火熖侵。

十二支年六氣歌

子午少陰君火是，丑未太陰溼土雨。
寅申少陽相火炎，卯酉陽明燥金主。
辰戌太陽司水寒，巳亥厥陰風木峯。

流年起六氣歌

當年所属是司天，退後三辰係在泉。
司天左右為間氣，在泉左右間亦然。
地前一位為初氣，二氣行之在亥邊。

三氣合天終應地。加臨主客細排連。

容氣交日歌

大寒日起初之氣。行至春分二氣交。
小滿始交三氣定。大暑交四不相饒。
秋分五氣方交起。六交小雪立為條。
每氣各主六十日。加臨主客察秋毫。

逐年主氣歌

初氣逐年木主先。、二君三相火排連。

四来是土常為主。五氣金生六水金。

逐年客氣歌

司天退二是客鄉。順數從天到地方。
三氣合天終應地。主客興衰定弱强。

许豫和新定日用诸方

解肌湯

羌活　柴胡　葛根　防風　荊芥　分兩量兒大小

羌活太陽柴胡少陽葛根陽明荊防隨所應而至以開腠理共此一方為發表之總劑風盛抽掣加天麻鈎藤痰涎壅盛加橘紅半夏鼻塞加葱白指冷加生姜吐乳加麦芽

羌活愈風湯

新定日用方

羌活　防風　柴胡　天麻　鉤藤　姜蚕
全蝎　橘红　半夏　荆芥　木通

太陽爲十二經之長，周身經脉爲之統束，風邪客之而發搐，故用羌活以行太陽之絡爲君，柴胡、荆、防輕清達表爲臣，天麻、鉤藤、姜蚕、全蝎驅風定搐爲佐，橘、半開痰理氣於達表之中，搐作必由風火相搏，使以木通之苦降走表復走裏，以導心火，繼以風從外解，而火以水導，風靜火息，則熱退而搐平矣。

瀉青丸

柴胡　天麻　當歸　赤芍　黑山梔　車前

羚羊角　蜜丸青黛為衣

柴胡天麻疏肝滯當歸赤芍養肝血梔羚青黛車前瀉肝蘊熱也

養陰定搐湯

生地　丹皮　赤芍　澤瀉　山梔子　當歸

柴胡　鉤勾

新定日用方

熱久作搐陰血必受傷灼其肝腎自克制伏心火
心火既平風自息矣

化癍湯

元參　升麻　丹皮　赤芍　炒枝子
生地　貫眾　木通　甘草
衄血加犀角　煩渴加石羔

易風飲子

防風　柴胡　香薷　連翹　鈎勾　陳皮

半夏　石羔　甘草　加扁荚葉

風甚加羌活、舌如楊梅加黃連、夾食加麥芽只殼、小便不利加木通、人事不省加鮮石菖蒲

清燥解肌湯

防風　荆芥　柴胡　秦艽　葛根

玉竹之倍　甘草　加葱白煎

肌燥則不能得汗、故以玉竹倍風藥潤其肌而燥解矣

新定日用方

梨漿飲子

秦艽　葛根　桔梗　杏仁　只壳　防風

甘草　加梨汁半杯冲服

此亦燥者潤之之義。但前方潤肌膚，此方潤胃腸為小異。

暢肺飲

前胡　桔梗　防風　荊芥　杏仁　只壳

甘草　加生姜葱白

冬春之交寒邪盛加蘇葉痰甚加半夏蘇子三四月加姜蚕牛蒡夏月去荆芥加香薷八九月燥氣甚去生姜倍加杏仁牛蒡吐乱加半夏麦芽肺中有大邪即加炒梔子枝子輕象肺而苦降亦能暢肺所謂肺苦氣上逆急食苦以瀉之也

解曰肺爲五藏華蓋外合皮毛受氣輕虛不勝重劑此方藥味雖平淡清空之氣與肺相宜故曰暢肺活幼者幸毋以其淡而忽之也

新定日用方

金药

丹參一錢　茯神一錢　龍齒三錢　琥珀三錢　辰砂三錢
橘紅一錢　半夏一錢　天麻一錢　石菖蒲三錢

共為末，煉蜜為丸，重叁分，金箔為衣。

心主驚，丹參、茯神寧心，驚則氣散，龍齒攝之，則神浮，砂珀鎮之，心虛則風痰乘之，入橘紅、半夏、天麻、菖蒲，所以去風痰，正氣散自收，邪氣自散，心滑以寧。小兒臟腑嬌嫩，保幼之藥，利在和平，毋使過烈，故烏蝎、雄黃、南星、冰麝之類，皆不取用。

錄中所引古方概不重錄，麦易地黄汤，即六味之萸肉加麦冬。

新定日用方

孩

周歲患暑風，壯熱唇紅，一連七日，目竄反張，抽掣無定。視其胎氣旺，能食，乳、風、暑皆盛，實症也。連用竹茹、防風、紫葛、黄連、石羔重劑，調下益元散，全然不效。因思六淫之感，當重歲氣。辰戌之歲，上見太陽，太陽膀胱之邪，當用羌活、黄柏，此黄連之所以不效也。復定一方。

羌活　明天麻　赤茯苓　生竹

防風　鈎藤勾　桑寄生

秦艽　黄柏　滑石

暑風

風暑合病爲暑風，暑者傷心，風者傷肝。此但有暑而無風，故雖熱而驚不作，手版不用辰之傷。

孩

一劑而熱退搐定。掣多筋弛，手足不利，續服和血、養陰、

劑，於月始能坐立。是風症，胃氣亦敗，其皆用羌活黃柏所致。

歲氣之應如此。

因歲感暑時，病壯熱，煩嘔有汗，是暑邪爲患。初與香薷飲一劑，熱

不退。煩渴加甚，午日時逢酷暑，熱甚，宜加黃連，服藥後熱稍平

而症不減，嘔渴入困，頭抬不起，此熱傷正氣也。熱甚務在必清，正氣

爲熱所傷，亦須急固，方用人參中

人參　麥冬　陳皮　半夏

兒侍奉不靈然而神
困是正氣為熱邪
所傷只宜清熱人參
只用一劑後即除之
且大便二三日一次裏
氣不靈若再用人
參必助邪為患
用藥當見機早
止之

茯苓　甘草　黃連　梔子
竹葉心

昨精神起而熱猶不退今日精神起則人參可除熱不退
是傷涼之力薄當以生水之味佐之乃克有濟

生地　丹皮　麥冬　黃連　茯苓
山楂　石羔　半夏　陳皮　甘草

連進二服熱退神安煩渴皆定小兒純陽之體最易陽邪
所傷心脾二臟熱而煩者心受之熱而嘔渴者脾胃受之也心受

暑風

之則黃連山梔。胃受之則石羔竹葉。純陽無陰以制則熱不退。故用生地丹皮麥冬生水以濟陽。黃連石羔滋助而功始倍。更加二陳以和胃。而胃氣不傷。病因以愈。此症熱經七日。認症的確。藥有次第。故得收功。

熱退旬日。忽於早發嘔渴如前。以脈情言。必因復感。今因脾胃家餘熱未盡。天氣過亢。餘熱復聚。用養陰和胃。稍加石羔二劑而平。

張左

感時氣傳染之熱症，經旬不解。一日請予診，入其室，聞呻吟之聲。診之身熱脈大，日夜不寐，便少，腹脹，痛欲死。予曰：此熱邪傳入太陽膀胱腑，急宜五苓散下之。稍遲膀胱壞矣。

豬苓　澤瀉　桂枝

茯苓　白朮

長流水煎服。未逾時小便如注，汗出倦眠。病遂尋解。

此仲景傷寒方法也。

許

其病時值深秋初感。面暗指冷。醫以為寒。疎散藥中用桂

溫熱

枝、附子、煨薑一劑。人事昏沉，熱不退。予適病已甚，幽泣而求救，勉強往視，診其脈，數大，目瞪口張，唇焦舌黑，以指揉之，枯槁如鐵。予曰：此熱三日，津液雖傷，斷不如此之甚，是津液為藥所傷也，急救津液，更無他法。

大生地　丹皮　三錢　生竹　廿

大麥冬　三錢　柴胡　三錢　梨汁　冲服　一大杯

知母　三錢　青蒿　三錢

徐徐進藥。煮一大劑，人事漸明，舌稍潤，再進一劑，熱退能食，嗜

午後忽大寒振，口鼻俱冷，其母急來告。予曰：無恐，此乃瘧也。亦回身已熱矣。小柴胡中稍加知母、青蒿、鱉甲而痊。傳染時令，在七月前秋鮮居多。予用大劑急救津液，是醫藥非醫病也。時令傳染，多有似寒症此，無辭飲為妥。若遇孟浪之輩，動輒薑、附、桂枝，殺人甚速。錄此以為戒。

黄左

病寒熱頭痛。初服疎散藥，頭腫如斗大，額上生綻，漬出黃水。服清震湯不効。七日不大便，小便亦少。診其脈滑實。予曰：此濕熱擁甚，當服清利之劑。用連翹、赤芍、呂羌、防風、桔梗、厚

濕熱

朴大黄木通生甘草一剂。二便利。肿微消。除去大黄。加入料豆菊花。二剂而愈。

義星 朱左

患温七朝大熱不退頭痛煩渴脉大惡人与火陽明邪熱甚也与小劑白虎湯初用石羔三不效加至五錢又不效病亦不加但人倦耳其家請易方余曰藥對症故病不加藥力輕故病不減據症而論無可易也

生石羔 兩　知母 三　甘草 錢　粳米 三

再一劑而熱退治麻痘石羔宜生用傷寒方中石羔宜煨用

温熱

程

年少好酒，每醉必吐，吐甚带血，心中嘈杂，此是胃家血，宜安胃，不得作血症治。

陈皮　半夏曲　茯苓　毛沙参　生麦冬　苡米　生甘草　干荷叶　白

绩溪胡馥庭副郎，年四旬余，因服戒烟丸，大吐鲜血，胸口嘈杂。延叶磐石先生诊治，因此丸内有猛药，胃络受伤，当安胃，忌用苦降，致成血蛊。所用药与前方同，少加白豆蔻，数帖血吐俱愈。

吐血

辨症的当，用药斟酌，浅尝之辈，未易语此。

右

孀居多郁，内热食少，胃中隐痛，不安卧，卧北向日。忽呕出脓血数口。诊之，脉滑数，按之无力。病似肺痈，为实症；脉无力，难膝至剂。因请他医商酌。议曰：脉无力，屡言心中难过，宜以轻剂消息治之。甘桔、牛蒡、茯苓、橘红、贝母、紫菀、泽兰数味。次日忽大吐盈碗，皆是脓血。予曰：肺痈咳唾脓血，无此之多，一涌而出，胃脘痈也。脓血去多，理应重补。虑其有馀不尽，程与橘红、料豆、银花、桔梗、泽兰、甘草等淡剂，以涤胃中馀秽。亩日脓血已尽。人虽困，饮食渐进。后用黄芪、党参、麦

巴

六[illegible]

归芍丹皮茯苓贝母甘草等补剂，幸能受补，分两日加

调理半月而痊。

患咳血或鼻衄，内热脉弦。今用六味地黄丸加龟胶二两、犀

角屑一两，服之一年，血症不发。此先天真阴不足，虚火上干，宜

重於补阴。若用知柏，恐伤胃气。犀角無[illegible]之虞，加入地黄丸，

大能益阴清热，故效。

吐血

右

患水腫已經一月，頭、面、四支、腹、背、脘、囊無處不腫，腹現青筋，膚如熟李子。脈沈細，服利水健脾藥，小便不利。予曰：利之不應，此風水也。經曰：腎汗出逢於風，內不得入於臟腑，外不得越於皮膚，客於玄府，傳為胕腫，名曰風水。水氣者不下，水之不利，實由於風，風去則水自行矣。為製加味蔥豉湯，二劑發汗，又二劑汗出水行，病遂愈。

淡豆豉 三錢　橘紅 一錢　甘草 六分

蔥白 三寸　半夏 一錢

桂枝 六分　赤芍 一錢

腫脹

水之為患，其本在腎，其末在肺。淡豉腎之藥也，蔥白肺之藥也，桂枝和衛去風之陳，宣布膀胱，不專於利而水自利，所謂治病必求於本也。

問：水病脈沉，何也？予曰：皮之內為膚，膚之內為脈，營行脈中，衛行脈外。脈外者，膚腠之地，衛之分也。水溢於衛，脈是以沉。

問：面腫由風，亦有水乎？予曰：是水為風鼓，盪而上於面也，腫非風也。左臥則左甚，右臥則右甚，墜水也。

頭為諸陽之首，天道也，君道也。水其至陰也，地道也，臣道也。以至陰之邪，上干陽位，其為病也大矣。不有純陽之藥，何以服之？此五苓所以有肉桂也。或曰風腫易桂枝亦未。然身半以下則非肉桂無功矣。

豬苓澤瀉茯苓滲利之藥也，得白朮補土以制水，更得肉桂補火以生土。兩層輔助以成利水之功，五苓之力大矣。

或曰仲景五苓為太陽之下藥，與陽明府之承氣同一法也。膀胱氣化則小便行，肉桂能使膀胱氣化也。

五苓一方，不但膀胱府症賴以化行，即溼腫滿亦皆賴之，其功效而速。滲淡之藥安能速效？速效者，肉桂之能化氣也。

去桂名四苓，何能化氣？氣不化則水必不行，腫何由退？降而至於

腫脹

吴 幼

吴 三岁

五岁更甚浅少些也。

腹胀，面青，脉弦细，胀连胸胁，起青筋，渐加潮热浮肿，不安卧，

能食。予曰：肝胀也。用逍遥散加栀前十剂，鳖子十剂愈。

四月初食乌饭油腻而起，发热腹胀痛，弦，服疏导药，热不退，更医

令消食，热退复发，病经两月，诊之脉小弱，面色青而晄白，二便利，

腹气所苦，食减，大困。予曰：病虽起于伤食，服消伐过剂则脾伤，

热久则阴伤，故食少神困，汗出而热不退也。

人参　黄芪　陈皮　炙草

女 十歲

濕熱生虫

江 童 七歲

二劑而熱退，麥冬易白术，二劑而食加

脾虛有濕，浮腫肚脹，服補脾利濕之劑愈，而後其臍中流出淡黃水，水中流出虫一條，長四寸，此亦未見之奇，水與虫皆濕熱所生也，仍用補脾利濕之劑，每劑加土炒黃連三分，漸次愈之，後多服補脾末藥，病不復作，此水退以築隄之義也

先因濕熱傷脾，浮腫肚膨，目發黃疸，數日而瘧作，又數日而下痢紅白，一身而見四症，尋日病雖疊見，皆濕熱所生，藥可兼治

腫脹

洪 左

柴胡 炒芩 苍术 厚朴
陈皮 神曲 枳椇 大腹皮
赤芍 茵陈 山栀 木通
甘草

先以瘧，次以痢，目黄腹胀，前月而退。

发热腹痛，后发黄肿，此病之由于湿者，用平胃散加羌活、秦艽、神曲、木通一剂，次日手足皆肿如拜锤，乃是五肿也，脾家风湿循经而发，加入独活、防风、桑枝、黄柏，腹痛甚，再加枳壳、枳椇一剂，大便连泄数行，遍身发出小水泡，肿消腹痛止，再与平胃加防风、神曲、赤苓、炒山栀数剂，水泡退，后手足渐消而愈。

方右

張 孩 [illegible]

脹滿之病，補脾利水，愈而復作者數次，脈細而寒，人漸困，應

金匱腎氣丸。製未就，先令服湯，服之五日，小利，腫消，脹亦漸

輕。續服丸藥，無疑矣。初服一日，脹悶，次日再服，不能運化，須請

酌議。據云，五日藥已中胃，不能易也。所慮者，胃氣弱，運化遲，

桂力薄，不能如湯劑下行之速也。議以腎氣丸家用陳皮之

麦芽五兩為末，置於腎氣丸之外，焙乾，分十日服，後無脹悶之

患。再用家以錫巴粉五置丸外，亦不脹，以後續服至病乃瘳。

腹脹如鼓，青筋現，能食而肌瘦，內熱，大便後有血5条，砂

脹滿

以术散劑。消未久而脹復作。彼求末藥方。

廣陳皮 二錢　赤茯苓 一錢　炒連皮 二錢　大干蟾 二隻

真神曲 一錢　雞肉金 二錢　胡黃連 二錢

共為細末。服完一料。脹消肌肉生矣。

汪

患痞氣胃脘如覆盤按之痛能輕食不能硬食人漸瘦此脾積也東垣五積方力峻不能受爾以平劑治之

廣陳皮 钱半 製香附 钱半 白芍 钱 枳實 五分

製川朴 钱半 白朮 钱 鍋巴 钱 荷葉 五分

炒神曲 钱半 茯苓 钱 砂仁 八分

淡姜湯疊爲丸如芦穄大每早服二钱漸加至三钱開水送

下一月稍平兩月愈

五積辨

○脾積名痞氣如覆盤居中○肝積名肥氣居左○肺積名

息贲居右○心积名伏梁横居胃脘之下○肾积名奔豚从少腹左右侧冲心下此五积之定位也

肥气照前方除厚朴加柴胡青皮川芎

息贲照前方除厚朴砂仁加桔梗白蔻

伏梁照前方除厚朴砂仁加远志石菖蒲少用辰砂为衣

奔豚倍茯苓更加泽泻

雄村曹左病腹痛已三年矣询其所自起云食饿过多初时不觉后遂起腹痛之病或每月一发或间月一发痛五七日大便连泄

二三次痛乃止渐至今廿人之瘦闷闷不舒并云二年未服过肉桂十两人参已费千金病犹如卧将奈之何予为之诊视一说姬此子先天頗足後天亦好自幼培植如掌上珠素无病灾字从何得来且病由於口腹日积而成初起只需缩砂平胃导滞和中数剂可愈痛至三年脉沈细呈一派温补之药与病气互相固结病之不去药留之也以予所见当以导除积滞为先积滞不除痛必不止经所谓治病必求其本也

漂苍术八分　半夏八分　砂仁七分　良姜七分

積聚

厚朴一錢 蔻米一錢 炙附四錢 山查三
陳皮一錢 神曲一錢 柽柳四錢 炙草三
時無鮮蟹覓乾蟹黄三錢為引初服二劑腹中微動續服
二劑連泄數次痛遂止以為此是病發拔底來乃為余診
甚脉起矣除去柽柳良姜加入蔻仁白芍炙附
錫包 干荷葉 炙甘草減半計服一月微痛而病不作再服
一月痛止食加胸膈暢甚病遂瘳

金左

腹痛三年，杂治不效，发则贼叫不可耐，遇风则作，寒热吐呕，汗出面青，脉弦，予曰此风根也。

桂枝　柴胡　白术　半夏

防风　黄芪　陈皮　白芍

甘草　加生姜煎，二剂平，四剂愈

许左 [illegible]

腹痛半月不止，作寒热，食虫等治皆不应，痛在脐之下，日夜每次痛则要曲腹中鸣，不痛时亦能食，脉小身不热，及痛亟不可耐，方请予治，予曰痛在肠不在胃，湿热伏于曲肠之中。

腹痛

氣行則痛止，行故時痛時止。病名盤腸氣痛。百問所謂腰曲干啼者，爲冷盤腸，與則爲熱盤腸也。

桔梗　大腹皮　大麥稈

枳殼　甘草

炒山枝　木通

長流水煎一劑，午二劑止

胡 孩

蕴热腹痛，呕吐，脉大，唇红如朱，此胃热呕吐也。

陈皮　茯苓　知母　粳米

半夏　甘草　石膏

汪 左

蕴热呕吐，食入即出，目眶陷，心烦不宁，方春木气旺上冲，拟胃宜降，肝和胃。

橘红　茯苓　代赭　石　黄连三

半夏　甘草　芦根　生姜

泻肝热而用黄连，实则泻其子也。

張 女 九歲

素有蕴熱，目赤瘰癧之患，復感時疫，發熱煩燥，遍身發出紫癍。間有青藍色，共口鼻出血，有穢氣，大便不解，毒所積胃爛發癍，不治之症也。急與犀角地黃湯加味。

鮮生地　炒山梔　犀角尖　木通

白芍　炒黄芩　生石膏

丹皮　元參　枳殼

一服病無增減，次日分兩加重，更加大黃二錢，連泄二次，熱退血止，稍能食，再與涼血解毒之劑，數日而全。此係重劑救急症也，稍遲則無及矣。

癍

汪 二[illegible]

初春暴患痰喘目瞪鼻扇声如曳锯面青唇暗四肢冷势将危矣

麻黄　生姜　橘红

杏仁　葱白　甘草

煎汤灌之暖覆一时汗出而愈

程 孩

暑时中风发热喘促声如曳锯汗大泄予曰此肺中风也应服三拗汤天暑汗大泄恐不能用急与桂枝汤一服不服势转迫然能饮药不得已竟与小剂三拗汤少加黄芩以制之服药一时辰喘

汗止喘定之而安急症用药有当舍时从症者不可畏也

右十三岁

恶寒发喘鼻有涕喘虽甚能咳脉尚滑药难进予令煮葱姜艾叶以布囊熨背冷则易之一时辰喘渐松进三拗汤汗出而愈百向云凡人为风邪所中皆自背上五脏俞而入故以熨法代灸法倘遇此症急须为之缓则无及矣

贺氏子

六岁病痰喘之甚音哑症似麻黄而安卧能食时值秋燥予曰此火旺金伤也

瓜蒌　杏仁　桑叶　枳壳

杏仁　甘草　梨汁冲

痰闭喘促十救二三有此治法亦宜知之然所救者皆實喘若久病氣虚一见喘症但即是绝脱之症急投参附缓则无及要知此等迥别不可造次

喘

江左芷　平素持籌過度思维目瞪手戰不知所之醫用温補之劑次日加甚唇口干裂狂叫藥食皆不能進醫至脈不能持予曰此本熱症誤服熱藥助其病勢是以狂也此病始於思慮繼以辛勞加以驚恐五志之火齊發經所謂諸振鼓慄如喪神守皆屬於火者是也

生地　五錢　　茯神　三錢　　黃連　五分　　辰砂　三分

丹皮　三錢　　棗仁（炒）　三錢　　木通　五分　　琥珀　三分

麥冬　三錢　　梔子　三錢　　甘草　五分

癲狂

次用稍定減黃連戰後作加入再進一劑安卧而定續用清潤之藥一月多與梨食始大便

碣田 汪

春中暴寒熱咽喉痛漸延項背痛甚反張不能轉側此太陽風痙名剛痙也溼從下受起於足痛風兼有溼

羌活　桂枝　威靈仙　桑枝

獨活　秦艽　蒼术

防風　萆薢　乳香

服二劑項柔痛稍定發熱微汗

桂枝易黃柏

又二劑熱退痛止能起坐

痊

岩鎮 潘 十歲

除羌獨靈仙加苡仁五加皮

又二劑下床行步膝中間之不欲食

除亂糸黃柏再加陳皮神曲赤芍甘草

又四劑而全

一 壯熱五日不退目竄反張頭額紅腫醫作驚風治用牛黃抱龍等丸不效診其脈大予曰此太陽風症無汗為剛痙今額上紅腫並屬表上攻當從太陽發方

羌活 一錢　秦艽 一錢　連翹 八分　赤芍 八分

蒼朮钱　荆芥钱　防風钱　蟬退钱

木通钱　桑枝（酒炒）五

一劑病減十之三　二劑病減十之七　除羌活蒼朮　加入鉤藤

菊花少　梔子　馬料豆　又二劑而全

痓

绩溪 张

胆热好眠

憨睡不醒者满月，与之食能食，二便利，时欲一二声，畏明，脉弦大。此心脘痰热。

橘红一钱　竹茹二钱　黄连三分（猪胆汁炒）

茯苓三钱　枳实五分　生姜三片

生枣仁二钱　甘草四分

长流水煎。一剂，目稍开，知转侧。二剂，似梦语，问之不答。三剂而起坐。四剂而愈。

嗜睡

程
右

吴梅颠
製方

肝胆鬱火上冲白睛目不安睫瞳不倒胸悶口苦不欲食
脈弦強如見真象醫用逍遥温胆瀉心等方皆不動另制
一方名五金一木湯
生地钱　白芍钱　黄連分
當歸钱　丹皮钱　甘艸分
加用赤金白銀黄銅鐵犁黑鉛各一两沉香三錢銼
煎用长流水先煮金木數十沸再投前六味照數沸
濾去渣投人乳一杯温服是夜服藥初更微睡至醒
不寐

照原劑再進二渣，服安卧通宵，次日下血减半。續進一劑，諸症平矣。

梅顛制此方未用時，予亦商酌。云：病生於七情，方内皆天工之藥，當以人工佐之。思得童便、人乳二物，孰優？予曰：童便是直趨之性，人乳有涵養之功，且肝為藏血之地，人乳血屬，勝於童便多矣。

雄村洪右

病風痺卧床五年 初診之脈不見 因肥人脈本沈細 卧床已久 氣血不運 肌体麻痺 故脈不見 命兩人扶起坐定 再診乃得 如絲 頭旋眼黑 周身不能運動 此由初病時誤服熟地 參 耆 歸 芍 桂 附等藥 阻塞經絡 遂令卧床

二陳湯加 茅朮 川芎 竹瀝 姜汁

服十日身体略能轉側 脈微起 又十日知痛癢 一月能起 或謂加 當归 參鬚 予堅曰不可 但加 桑枝一味 竹瀝如前 又一月而起

痊

汪 左

此方再加芦柴根五　更妙

素有痰熱手戰之患一日忽頭眩嘔吐心煩狂叫牙痛如椎又如虫行口嗽涼水溫則吐而易之与水則痛叫不可耐舌已咬碎口不能言心却明白手雖戰而能書屬書燒死也三字大便四五日不解小便赤而少脉弦滑按之搏指此因思慮過度氣結火鬱兼之平日好酒濕熱內蘊結為實火症也病在胃不可用下藥以大苦大寒之劑降之

生地黃（搗汁）一兩　麥冬三錢　黃連一錢　竹葉心二十

天花粉五錢　山梔三錢　木通五錢　犀角（磨汁）五錢

丹皮三錢　只實五錢　生石羔一兩

牙痛

長流水並連服二次藥後精平靜二便利痛定口不嗽水夜少眠次早用逍遥加減

柴胡　半夏　丹皮　炒梔子

陈皮　生地　竹葉　琥珀

薄荷　甘艸　茯苓

程

些十

久患牙腮不消屢用吹藥脫去一齒因大駭請予治予診其外症令服六味地黄湯不用吹藥爲之立齋云小兒純陽之體陰未足每多热症故錢氏以六味爲主治久患牙腮腫不红不痛非陽

咽風热可比吹药過施致損一齒者方吹药多用冰硼散冰片辛竄之性直透牙根硼砂能柔五金化腐肉所損之齒損於药非損於病也且肉热脉数时作耳闭皆腎虚之症当此夏令火旺金水俱虧服药宜以養腎為主一切吹药皆可不必腎得所養則虚火自不上浮齒患自然不作治病求本此之謂也

熟地　山药　丹皮　麦冬

萸肉　茯苓　澤泻　萆薢

蜜拌為丸服之兩月病不復作

牙腫　齒血

左十二岁

名金箍散加冰片止血極效

更齒搖傷血流不已面先色时天昇自汗心慌已成脱象前醫作牙宣治用甘露飲与日有損而動非牙宣也急宜養心益氣外用敷藥堵之

人参 钱　丹参 钱　茯神 钱　生地 钱

麦冬 钱　白芍 六分　山枝 六分　生麻 四分

敷藥方

用多年糞桶箍燒灰井中苔擬如豆大指灰堵之應手而止次日發热身痛与日血虧也本前方加当归一钱二劑退

橘半苓草實茹
為溫胆湯加入枣
赭以收正其胆腑
可名正胆湯

程童

夜飯後從戲台倒跌而下賴人提起回家當時嘔吐初吐出夜飯續吐清水於坐床上吐則以盆盛天明請予看吐出之水綠如菜汁予曰此胆倒之翻跌而下膽汁傾出汁盡則死矣為定一方

橘红　茯苓　吴萸　代赭石五

半夏　甘草　竹茹　枣仁五

一劑吐止二劑頭目清而愈矣因憶昔年曾見此症之變不知治法皆不救

膽

槐塘 程 右

體素豐無病忽舌下出血日夜湧出五六碗脈弦大血非喉出是舌下湧出乃肝腎蘊熱上沖沖病腎脈貫肝膈繫舌本舌下有二竅穴名湧泉此來路也

大生地 芏　麥冬 主　梔子 王　車前子 王

丹皮 主　元參 王　牛膝 王　長流水煎藥

南源 王童

患血舌色黑紫肝自言作脹無外症哉今以刀劃出血當愈其父不識禍負而求我診其脈數大為擬一方

生地 芏　丹皮 王　赤芍 王　梔子 王

舌

红花一钱　犀角一钱　菖蒲一钱　只壳一钱

木通一钱　甘草一钱

以银针刺舌旁，服药二剂，刺处先退，又二剂，舌尖退，出再四剂而全

桂林 洪 孩五歲

夕

朱 左

足軟無力行步動搖不能踰閾是小筋弛張之病服煎劑

久不愈為製丸方

六味加歸芎牛膝鹿筋熬膠和入煉蜜為丸服半年行步

正一年能跳躍予嘗治小兒先天不足五軟行遲等症六

味中皆用鹿筋熬膠多效以人力之在筋也

四肢乃軟足病五年不愈望其顏色肌膚猶在豐腴之例聆

其聲音嘹喨如無病人問其平日保身之道但言心事背之一

切頗知自愛切其脈則舉指弦大重按有力合四診而論

足軟

非實症也既非虛症治宜除病

風從上受濕從下受濕傷筋則筋縱不能束骨之重難以行久而

失治遂成痿躄者有之為痿痺者有之

人身之受病如器之受物濕留於身久而不去則生熱之氣上侵

故有頭旋眼黑之患流於經絡故有足膝動掣之患脈

來弦大有力有力者病氣旺也非氣血之有餘也素多痰亦濕

熱也雖治此病當先去濕之害則筋強筋強則骨健筋骨

強健舉步自然輕捷不言補而補在其中矣

漂茅术二两　黄柏一两　薏仁米八两　茯苓八两

川萆薢一两　天麻一两　陈皮二两　甘草一两

五加皮一两　半夏曲

共製爲細末，用嫩桑枝四兩熬汁疊爲丸，菉豆大，早服

三錢，開水送下

六淫之邪乘虛不乘實，輭足病雖由濕傷筋絡，治濕之時亦必乘

虛而入，病久且深，已難拔出，服清利濕熱之藥一月，病無增減，

其實有虛病當之，姑覺輕鬆耳，道路既開，轉前再以淡滲

輭足

之味加入堅骨强筋劑中攻補兼施亦一法也茲定第二方

制首烏　杜仲　牛膝　枸杞子

巴戟天　虎脛骨　萆薢　苡仁

五加皮　澤瀉　黄柏

鹿筋熬膏和蜜為丸

服第二方三個月足微强但言腰部尚似非人扶予曰腰為腎府補腎當君地黄以首烏易地黄時值寒冬脈已平黄柏應除苡仁不用以大熟地六兩加黄芪三兩附子一兩以鼓動

一陽來復之氣再加陳皮一兩利腸消痰能使全方活動守至春回漸入佳境束裝北方矣

足輭

上里殷

年近六旬，體素怯，大便難，急脹不得出者旬日，脈沈細，予用當歸、熟地、枸杞、蓯蓉二劑不應，加只殼、麻仁，又二劑，脹愈甚，情急之極，不得已用大黃五錢、當歸三錢，長流水煎湯飲一大鍾，不通時下燥糞甚多，覺猶未快，並二渣再進一鍾，連下溏糞數次，病遂愈。自此之後，大便不難。因思此病本有濕熱蘊蓄已久，以致脈息沈細，非陰結也，不得已而用通利，其從症不從脈也。燥結已行，服二煎而始快，其它症莫如是也。後治老年便燥，腹無所苦，從緩治；急脹不可耐者，每用生歸、熟軍，利之不應，亦有少加生軍、只殼而利，其當歸

便燥

雄村 胥 右

胃風湯下平胃散
加防風

年三十餘霉雨初過日氣方蒸園中摘覓而歸發寒熱一日夜
小便不利次日頭痛腹脹或煩或嘔服藥病加甚乃過
予地邀入求救診其脈弦大發熱腹脹坐臥不能語迫甚
予日此風暑濕三氣合而為病也與胃風湯調服天水散
未時進藥申時小便通酉時熱退藥病相當所謂迎刃而解也
庚午夏在郡診栗廿宰春榮之媳部郎彬之妻小便久阻
己卯在皖為安慶郡守高子峯太守崇基之太夫人溺阻
句餘甲甲資岡楊蓀初大令泰昌之妹產後腹膨脹痛

江

小便久阻前醫或淡滲或通瘀不效予曰此膀胱之氣不化當用許學士（林微）椒附湯佐以肉桂小茴吴萸等品通陽泄濁法各以三四劑取效 樗公諗

冬至換衣袍受寒怯寒發熱服溫散之劑微汗熱已退時作寒戰小便不利勢甚迫夜半請予視診其脉細弱無力平日小便點滴汗出之後點滴全無茯苓三人參二肉桂等服藥小便利安眠而愈

茯苓淡滲人參益氣肉桂通陽三者合而氣化

小便久阻

大黃名二順飲加只殼名三順飲與四順清涼不同四順清涼當歸大黃合之芍藥甘草是熱鬱腹痛之劑通則不痛之用非治便秘方也凡用通利藥不過一二味及三四味多則藥力不專不能速效

右

產後五朝發熱腹痛小便不利服產後通套之藥病反甚診其脈弦大唇紅面赤目怒心煩少腹脹痛已極昏悶者數次予曰此惡阻膀胱也徒利水則惡不行破惡則水不利宜二法並用或可救急

丹參三钱　赤芍钱　澤蘭钱　柴胡分

桃仁钱　紅花钱　車前钱　升麻分

歸尾钱　元胡钱　木通钱　只殼分

琥珀末四分急流水煎服夜半進藥天明惡水

小便久阻

行之方妙在需便也

海陽 程 十歲

患血淋雜治不愈時近一年肉熱食少形瘦予舉清熱養陰方甚久云服之屢矣望多施奇法問以此病因何而起答曰起於五月十三看戲冒雨而回予曰今年閏四月五月已盛暑矣暑邪冒風雨遺熱膀胱病有藥矣擬方于左

六一散五 珍珠末五 琥珀末五

右三味研極細每服一錢二分燈心湯沖服之畢病愈

後治南源張氏子血淋珍珠粉以犀角末二錢代之亦効

淋

渔梁 右胡

年前久不乳忽内热头痛两乳作胀以手捻出鲜血医用道遥归脾胀甚血愈多予曰脉弦大肝热也用清肝法

生地 三钱　丹皮 八分　炒栀子 钱

丹参 钱　泽兰 钱　麦芽 三钱

白芍 钱　车前 钱

妇人孕八九月乳流出者名乳溢血氣旺也所见甚多

广陈皮 钱　醋炒麦芽 三钱　煎服自愈

室女年大乳流出者名乳泣多隐而不言有屡以代求药

妇科　乳溢　乳泣　乳衄　遗衄

者亭以黑逍遥治之
中年妇乳胀流血名乳衄三十年前曾见姚氏妇今又见张
氏妇初流血续出黄水亭亦以黑逍遥愈之
室女少妇天癸未至有每月鼻衄者有每月齿缝中出血者
名齿衄又谓之倒经皆经水逆行之病亭所治多人从四物汤加味
地　芍　丹参　元胡
加　之类月季花一朵同煎　天癸
归　芎　桂子　益母
行而衄止

右

勞傷小產血多一暈而脫予在近鄰夜半叩門求治診其脈已絕身尚溫微有鼻息其家以為死矣欲放平予曰且慢問家有人參否答曰有參一錢予曰足矣用當歸一錢同煎以匙呷之徐徐盡一茶杯靜候片時復診視脈微續唇口微動服二盞安臥至天明能食粥再與歸脾湯二劑而起此症有不死者三予在近鄰一也家有人參二也命勿放平三也其缺一死矣此時用藥祗有參歸二味氣血雙提若再加一味便非治法且不能受

女 八十

將出閣傳染時熱病適逢經來熱入血室未朝而熱解頭髮盡

婦科

脫竟成一禿子不能嫁請予治予曰髮為血之餘熱傷血故髮落重宜養血兼服丸藥趁此初虧髮或可生久則難出矣四物加阿膠以養血柴胡以疏達肝氣使之上升髮之生必秉火氣再加枸杞以補木中之火服之兩月髮漸生半年而盈尺此是因熱邪所傷非本氣內虧故能應藥治熱病多服黃芪髮秉火氣而生故養血中宜加補火之味若用桂附反傷其血惟枸杞一味潤而不燥此用藥之善也次年出閣髮可綰矣

女 九歲

風濕發丹遍身搔癢三日丹未發透熱未退大便多日不解腹痛此尋常小病也與疏托利濕消食之劑其夜忽發驚風目直大叫手足搐搦唇口連掣少停又搐一夜十餘次舉家驚愕延予至初視之不解其故再四推求外無新感之風邪內有未泄之濕熱接侍者云因窩變貓跳而受駭驚由是作予曰脾經濕熱斷無作驚之理因於驚則脾家所蘊之熱乘驚而入於肝膽是脾移熱於肝病之變者也此病在脾則為濕入肝則為風肝得驚風病斯作矣其治法當疏肝膽之風泄脾土之濕表裏一齊通達發驟解稍遲病深則難救矣

驚風發搐

岩镇 孩

羌活 天麻 姜蚕 当归
防风 钩藤 全蝎 赤芍
只壳 大黄 山栀 木通
甘草

共十三味其法盖合泻青丸牵正散四顺清凉三法以成疏肝泄闭之方一服而表里俱解其病如失

方週岁深秋感外症夜间忽然吐乳口随发惊搐二次初服表药一剂搐不作余热症但夜间烦燥又服广东抱龙丸乳食如常六日不

大便六日後又復発搐，大便青黄色，微有痰，一連三日抽掣無時，搐定時能卧能飲，不発起。請予治，予曰：驚搐不由外感，無寒熱痰食之患，此病係内発也。外症面色青，肝病也；手掣頭搖，肝木生風之象；顱腫筋現，目生脂，唇口紅，皆火象也。小兒純陽之体，先天不足，不能制火，加以秋燥，衣棉早暖過太過，熱係内生，上沖肝胆而作驚，病自内生，當從内治，用平肝潛陽之劑爲宜。

生地　青黛　陳皮　澤瀉
丹皮　山梔　茯苓　鈎勾

驚風発搐

代赭

一劑服藥後胸中噯氣微有痰聲合亂後湧出痰二口然膈间有阻滯次日用參治之法

橘紅　茯苓　生姜少許

半夏　石菖蒲

先服半杯以開其痰

午後用　六味加　參麥　陸續夜服

搐雖作而勢漸衰連守二日搐定人倦抱起时頭出汗面色青

時作妒恨聲此肝氣未舒也易方

柴胡　蘭葉　橘紅　甘草

鈎勾　茯苓　半夏

一劑而肝氣舒日間困睡夜間啼吵不寐復請予治視其唇口

干目生脂舌有刺形更光急青紫筋現按之如鐵抑子抱起時頸

但不能豎予曰顱脹如此急宜養陰以平肝腎之熱大劑

六味加　白芍　龜板　磁石　羚羊角

外用堅顱法導引法二日而諸症略平除去磁石羚羊加入

驚風搐搦　顱脹顱解顖填附

百合龍骨又二劑兩顖收大半夜亦安臥五日後捲起頂可豎目有

神爲自製六味加麦冬龜板緩緩調之

塗顖法　龍骨醋磨汁攤青絹上微焙溫緊束頂顖一日一換

導引法　肉桂末川椒三十粒研細末加白麵姜汁調成膏焙

熱貼臍下及兩足心熱手頻護二日後揭去小兒陰不足

不能服桂服故用導法可以引熱下行椒性善下勝於附子

顖脹與顖填不同顖門凸起爲顖填屬心火錢氏瀉心湯顖脹

則頂受先急顖角皆大肝腎虛熱上沖六味地黄湯加重劑以鎮之

又有顖門不合頭骨分開不痛而顱解此先天不足之證其兒面晄白目白睛多宜陰陽双補六味加鹿茸龜板如無鹿茸鹿角膠代之

驚風發搐　顱解附

汪

驚風發搐頭頸脹多痰每發服清散利痰之藥即定戊子春忽發如前始以常法治之不應壯熱痰响頸仰目直此風盛挾痰因用羌活防風膽星半夏蟬殼姜蚕等藥三日不定壯熱甚多汗啼叫不寧卧見唇如珠舌生刺神昏目竄的係邪熱在心乃以黃連加入導赤散中一劑而熱退以爲再劑則心熱除病當愈再劑之後人事不省汗大泄四肢冷勢將危矣再三審視全是虛脫之象乃以養心飲神之劑救之

人參　當歸　熟地　茯神

驚風發搐

茯神　五味　棗仁　龍齒

為一劑，徐徐呷之，神氣漸回，人事漸省。因思此症，始於內有痰熱，兼受驚風而作。驚則神氣散，神散則心虛，心虛則邪熱乘之，故熱甚神昏，病日加甚。宜用秘旨安神丸，一面瀉心經邪熱，一面養心寧神，則熱去而神不傷。今乃重與瀉心，熱雖去而神不復收斂，症疊見，向非急用養心安神之劑，不為汗脫幾希矣。

汪

素患驚風發搐頭頬旺多痰每發服清散利痰之藥即定戊子春忽發如前照以常法治之不應壯熱痰响頸仰目直此風盛挾痰因用

羌活　膽星　只壳

防風　半夏　姜蚕

藥進三日不定熱甚多汗啼叫不寧外見唇如硃舌生刺神昏目竄的係邪熱在心乃以黃連加入導赤散中一劑而熱退以為再劑則心熱除病當愈再劑

驚風發搐

之後人事不省汗大泄四肢冷勢將危矣再三審視全是虛脫之象乃以養心鎮神之劑救之

人參　當歸　茯神　棗仁

黃芪　熟地　五味　龍齒

徐徐呷之神氣漸回人事漸省因思此症始於內有痰熱重受驚風而作驚則神氣散神散則心虛心虛則邪熱乘之故熱甚神昏病日加甚宜用秘旨安神丸一面瀉心經邪熱一面養心鎮神則熱去而神不

張 孩

傷今乃重与濕心熱雖去而神不復故敗症疊見向非急用養心安神之劑不為汗脫亦幾希矣

百日來有胎熱因受驚風發熱驚搐始用疏風退熱散驚等藥熱不退搐反甚至極半口鼻眼角抽出鮮血舌脹滿口諸不得入危矣視其頭溫足冷面赤如裝類乎虛陽上泛之狀相對逾時不敢進藥乃用桂附為末生姜搗爛唾津和成餅微焙熱貼臍下並兩足心軟帛扎定不一時後驚搐漸定舌腫漸消能吮

驚風發搐

乳再以清熱養陰之藥治之而全緣此兒胎熱本甚陰不能制加以疏散之藥陽氣者發驚風隨作上干空竅故先以導引之法後用滋降之劑此亦創格也

乳子患驚風面青指冷形仰目竄喉中有痰醫用驚藥琥珀金器鴨兒花等雜治不效勢已危急予視乃內有蘊熱外為寒邪所搏熱不得泄閉而成搐必矣於解散表氣通則驚可定非辰砂琥珀之所能治也用解肌湯加羌活生姜一劑汗出而愈

斗山殷六七

參地神麥連枝通以清心，天麻鈎防蚕柴以散肝風，膽半菖以開痰疾

發熱驚搐目竄反張不省人事請予治已數日兒嗔頻實脈滑大予謂肝臟有風心胞有熱風熱生痰固結不鮮醫用表散藥是病在藏而求之肌膚邪熱何由得出爲處一方

丹參　麥冬　山梔　天麻　半夏

生地　黃連　木通　鈎藤　石菖蒲

防風　姜蚕　柴胡　膽星　茯神

並劑徐徐灌入三日後驚始漸定人事漸省熱漸退

驚風發搐

饒

滿口舌上生瘡予書曰驚定熱退肝風去矣口舌生瘡心熱鮮矣除去黄連半夏胆星菖蒲加入甘桔牛蒡數日而全

發熱兩月屢更醫皆用疎散藥一日忽然發搐目斜手搦有時筋急如反張狀脉弦數無歸淚此熱久陰傷之故

生地 當歸 山枝 天麻 羚角

丹皮 白芍 麦冬 鈎藤

孫

素多内热復受驚受暑發热夜啼次日上午發搐夜啼心热也上竄心热而腸胃无病故二便利常午發搐君火旺暑邪盛也此但暑而无風不与暑風同治

黄連　柴胡　辰砂

木通　鈎勾　琥珀

曹 四歲

秋燥時發热嘔吐服清散药二日而驚作延予治時搐未定热未退脉滑大舌如楊梅出口不能收予曰此燥火上冲而吐不与清涼是以驚作視其舌則为

驚風蔓搐

地骨皮 翹枝
清阿膠 元參
神 蘆心 橘半
麻 鈎用 蘇枝
膏

熱甚之確據先用梨汁以潤其舌之能轉動即以牛黃生霜調塗舌上少頃舌收遂能進藥乃用

生地　連翹　茯神　天麻
丹皮　山枝　橘紅　鈎藤
青蒿　丹參　半夏

徐之進藥迨夜稍定夜半熱退天明人事清但傳耳

因耳吐多遂與和胃之劑午後四肢微冷熱復大作

唇紅口渴人事昏悶此胃熱復甚也前症當用黃連

黄三号

石膏見其胃弱治以平劑遂以復作不得已乃用白虎湯加柴胡黄連人參退而後發十日乃痊

秋深时久泄成慢驚面皖白四肢冷奄奄一息委之於地有時手搦有時足踢有时噫氣間之尚能食粥予以白术散和粥中與之泄漸止驚漸定十日而全

◎備用白术散

人參　白术　茯苓　炙朴　煨訶子

木香　共為细末磁瓶收貯

驚風黄擂

程五岁患泄泻唇红口渴发热不退五心尤甚十日後发搐一身痿輭醫謂已成慢驚予曰非也此湿热甚也用四苓加防风黄连二剂愈

三十年前曾見毕氏子泄泻已成慢驚喫下药物随时泻出不能停止众醫束手汪履嘉先生用雞子黄调赤石脂末頓热六君子湯溶化服之泄止驚不復作亦妙法也

松谿彙錄

黑青深碧　白黑淡黑　白青淺碧　赤白化紅　青黄實緑

黑赤紫成　黄黑鬱立

此明五色生尅順逆相兼合化之實色也

天有五氣　食人入鼻　藏於五藏　上華面顏　肝青心赤

脾臟色黄　肺白腎黑　五臟之常

此明色之本原出於天徵乎人五臟不病常色之診法也

臟色為主。時色為客　春青夏赤　秋白冬黑　長夏四季

色黄常则　客勝主善　主勝客恶

此明四时不病常色之诊法也

色脉相合　青弦赤洪　黄缓白浮　里沉乃平　已见其色

不得其脉　得克则死　得生则生

此明色脉相合相反生死之诊法也

新病脉夺　其色不夺　久病色夺　其脉不夺　新病易已

色脉不夺。久病難治　色脉俱夺

此以色脈相合診病新久難易之法也

色見皮外　氣含皮中　內光外澤　氣色相融　有色無氣

不病命傾　有氣無色　雖困不凶

此以五色合五氣之診法也

縞裹雄黃　脾狀並臻　縞裹紅肺　縞裹朱心　縞裹黑赤

紫艷腎藏綠一　縞裹藍赤　石青屬肝

此明氣色並呈容狀之診法也

青如蒼璧 不欲如藍 赤白裹朱 衃赭无原 黑重漆炲

白羽枯鹽 雄黃羅裹 黃土終難

此明四時百病五臟五部五官五色生死之診法也

舌赤卷短 心官病常 肺鼻白喘 胸滿喘張 肝目眥青

脾病脣黃 耳黑腎病 深淺分彰

此以五色合五官主病虛實之診法也

左頰部肝 右頰部肺 額心頦腎 鼻脾部位 部見本色

深浅病累　若见他色　按法推数

此以五色合五部主匿实然徵正五部之诊法也

天庭面首　阙上喉咽　阙中印堂　候肺之原　山根候心

年寿候肝　两傍候胆　脾胃鼻端　颊肾腰脐　颧下大肠

颧内小府　面王子膀　当颧候肩　颧外候臂　颧外之下

乃候手位　根傍乳膺　绳上候背　牙车下股　膝胫足位

此以上部候头下部候足中部候脏腑合五色主病之诊法也

庭阙鼻端　高起直平　颧颊蕃蔽　大广丰隆　骨骼明显

寿享遐龄　骨骼陷弱　易受邪攻

此明五官五部强寿夭之诊法也

黄赤风热　青白主寒　青黑为痛　甚则痹挛　恍白脱血

微黑水寒　痿黄诸湿　颧赤劳缠

此以五色随其所在五官五部内部外部上部下部主病之诊法也

视色之锐　所向官部　内走外易　外走内难　官部色脉

五痫交杂　上逆下顺　左右反限
此皆五色傳来者新之诊法也
沉浊晦暗　内久而重　浮泽明显　外新而輕　其病不甚
半泽半明　雲散易治　抟聚難攻
此以五色晦明聚散别久暂新輕之病易治難治之诊法也
黑庭赤颧　出如拇指　病雖小愈　亦必卒死　唇面黑青
五官黑起　擦残汗粉　白色皆死

此明非常之色診人暴死之法也

善色不病 於義誠當 惡色不病 必主凶殃 五官陷弱

庭闕不張 蕃蔽卑小 不病神強

此明見其色不見其病之診法也

肝病善怒 面色當青 左有動氣 轉筋脇疼 諸風掉眩

疝病耳聾 目視䀮䀮 如將捕驚

此明色病相合肝臟虛實之診法也

心赤善喜　舌红口乾　臍上動氣　心胸痛煩　健忘驚悸

怔忡不安　實狂昏冒　虛悲慘然

此明色病相合心臟自病虛實之診法也

脾黄善憂　當臍動氣　善思欲（食）火　倦怠乏力　腹滿腸鳴

痛而下利　實則身重　脹滿便閉

此明色病相合脾臟自病虛實之診法也

肺白善悲　臍右動氣　灑淅寒熱　咳唾噴嚏　喘呼氣促

膺病胸痺 虛則氣短 不能續息

此明色病相合肺臟自病虛實之診法也

腎黑善恐 臍下動氣 腹脹腫喘 溲便不利 腰背少腹

骨痛欠氣 心懸如饑 足寒厥逆

此明色病相合腎臟自病虛實之診法也

正病正色 爲病多順 病色交錯 爲病多逆 母乘子順

子乘母逆 相尅逆凶 相生順吉

此以五色合五病順逆生死之診法也

色生於臟　各命其部　神藏於心　外候在目　光晦神短

了了神足　單失久病　雙失即故

此以色合之目之神診病生死之法也

面目之色　各有相當　交互錯見　皆主身亡　面黃有救

眥紅疹病　眥黃病愈　睛黃發黃

此以色合之目之色診之病之法也

閉目陰病　開目病陽　朦朧熱盛　時瞑衄常　陽絶戴眼
陰脱目盲　氣脱眶陷　睛定神亡
此診目陰陽生死之法也

聞聲

五迺既審　五音當明　聲為音本　音以聲生　聲之餘韻
音遂以名　角徵宮商　並羽五聲
此明五音乃天地之正氣人之中聲也

中空有竅　故肺主聲　喉為聲路　會厭門戶　舌為聲機
唇齒扇助　寬隘銳鈍　厚薄之故
此明聲音各有所主之診法也
舌居中發　喉音正宮　極長下濁　沉厚雄洪　開口張腭
口音商成　次長下濁　鏗鏘肅清　撮口唇音　極短高清
柔細透徹　尖利羽聲　舌點齒音　次短高清　抑揚咏越
徵聲始通　角縮舌音　條暢正中　長短高下　清濁和平

此明五臟聲音不病之常之診法也

喜心所感　忻散之聲　怒心所感　忿厲之聲　哀心所感

悲嘶之聲　樂心所感　舒緩之聲　敬心所感　正肅之聲

愛心所感　溫和之聲

此以人之情感物成聲以明非病之聲也

五聲之變　變則病生　肝呼而急　心笑而雄　脾歌以漫

肺哭促聲　腎呻低微　逆證則凶

此以五聲變而生病之診法也

好言者熱也，懶言者寒。言壯為實，言輕為虛，言微難復，奪氣可知。譫妄無倫，神明已失。

此以聲音診病寒熱虛實生死之法也

失音聲重，內火外寒。瘡痛而久，勞啞使然。啞風不語，雖治命難。謳歌失音，不治亦痊。

此明失音為病不同之診也

問證

聲色既詳　問亦當知　視其五入　以知起止　心主五臭
自入為焦　脾香腎腐　肺腥肝臊　脾主五味　自入為甘
肝酸心苦　肺辛腎鹹　腎主五液　心汗肝泣　自入為唾
脾涎肺涕
此明五入問病之診法也
百病之常　晝安朝慧　夕加夜甚　正邪進退　潮作之時

精神若衰　不衰者實　困弱虛累

此以問知精神盛衰虛實之診法也

晝劇而熱　陽旺於陽　夜劇而寒　陰旺於陰　晝劇而寒

陰上乘陽　夜劇而熱　陽下陷陰　晝夜寒厥　重陰無陽

晝夜煩熱　重陽無陰　晝寒夜熱　陰陽交錯　飲食不入

死終難却

此以問知晝夜起居診病陰陽氣血生死之法也

食多氣少　火化新痊　食少氣多　胃肺兩愆　喜冷有熱

喜熱有寒　寒熱虛實　多少之間

此以問知飲食之診法也

大便通閉　關乎虛實　無熱陰結　無寒陽利　小便紅白

主乎熱寒　陰虛紅淺　濕熱白泔

此以問知大小二便之診法也

望以觀色　問以測情　召醫至榻　不盼不顰　或告之痛

並無苦容　色脈皆和　詐病欺蒙
此以色合脈診病真僞之法也
脈之呻吟　病者常情　搖頭而言　護處必疼　三言三止
言蹇為風。噫噎呵欠　皆非病徵
此以聲合情診病真僞之法也
黑色無痛　女疸腎傷　非疸血畜　頤下後黃　面微黃黑
紋繞口角　饑瘦之容　詢必噎膈

此明五藏聲音不病之常之診法也

喜心所感　忻散之聲　怒心所感　忿厲之聲　哀心所感

悲嘶之聲　樂心所感　舒緩之聲　敬心所感　正肅之聲

愛心所感　溫和之聲　柔上小

此以人之情感物成聲以明非病之聲也

五聲之變　變則病生　肝呼而急　心笑而雄　脾歌以漫

肺哭促聲　腎呻低微　遇魅則凶　重之

此以人之情感物成聲以明非病之聲也

五聲之變　變則病生　肝呼而急　心笑而雄　脾歌以漫

肺哭促聲　腎呻低微　色甚則凶（重出）

此以五聲變而生病之診法也

好言者熱　懶言者寒　言壯為實　言輕為虛　言微難復

奪氣可知　譫妄無倫　神明已失（重出）

此明聲音診病寒熱虛實生死之法也

失音聲重　內火外寒　瘡痛而久　勞啞使然　啞風不語

雖治命難　謳歌失音　不治亦痊　原出

此明失音為病不同之診也

問證

聲色既詳　問亦當知　視其五入　以知起止　心主五臭

自入為焦　脾香腎腐　肺腥肝臊　脾主五味　自入為甘

肝酸心苦　肺辛腎鹹　腎主五液　心汗肝泣　自入為唾

脾涎肺涕　原出

此明五入問病之診法也

百病之常　晝安朝慧　夕加夜甚　正邪進退　潮作之時

精神為貴　不衰者實　困弱虛衰　靈出

此以問知精神盛衰虛實之診法也

晝劇而熱　陽旺於陽　夜劇而寒　陰旺於陰　晝劇而寒

陰上乘陽　夜劇而熱　陽下陷陰　晝夜寒厥　重陰無陽

晝夜煩熱　晝陽無陰　晝寒夜熱　陰陽交錯　飲食不入

死終難卻　靈出

此以問知晝夜起居診病陰陽氣血生死之法也

食多氣少　火化新痊　食少氣多　胃肺兩愆　喜冷有熱
喜熱有寒　寒熱虛實　多少之間　在重
此以問知飲食之診法也
大便通閉　閉者虛實　無熱陰結　無寒陽利　小便紅白
主乎熱寒　陰虛紅淺　濕熱白泔　重也
此以問知大小二便之診法也
望以觀色　問以測情　召醫至榻　不吟不聲　或咎之痛
並無苦容　色脈皆和　詐病欺蒙　一重之也

此以色合問診病真傳之法也

戚之呻吟　病者常情　搖頭而言　護處必疼　三言三上

言蹇為風　嗌嚏呵欠　皆非病徵

此以聲合情診病真傳之法也

黑色為痛　女疸腎傷　非疸血畜　血下後黃　面微黃黑

絞繞口痛　纖瘦之容　詢必噎膈

此以色合問診病之法也

白不脫血　脈如亂絲　問因恐怖　氣下神怯　乍白乍赤

脈浮氣怯　羞愧神蕩　有此氣色

此以色合情之診法也

眉起五色　其病在皮　營變蠕動　血脈可知　皆目筋病

唇口主肌　耳主骨病　焦枯垢泥

此以色合皮脈肉筋骨診病之法也

髮上屬火　鬚下屬水　皮毛屬金　眉橫屬水　屬土之毫

腋陰臍腹　髮直如麻　毛焦死故

此明毛髮診病之法也

陰絡從經　而有常色　陽絡無常　隨時變色　寒多則凝
凝則黑青　熱多則淖　淖則黄紅
此以色合絡脈之診法也
胃之大絡　名曰虚里　動左乳下　有過不及　其動應衣
宗氣外泄　促結積聚　不至則死
此明宗氣診病之法也
尺脈相應　尺寒虚瀉　尺熱病溫　陰虚寒熱　風病尺滑
痺病尺濇　尺大豐盛　尺小虧竭

此明診尺之法也

肘候腰腹　手股足端　尺外肩背　尺內膺前　掌中腹中

魚青胃寒　寒熱所在　病生熱寒

此明肘臂之診法也

診臍上下　上胃下腸　腹皮寒熱　腸胃相當　胃喜冷飲

腸喜熱湯　熱無灼灼　寒無滄滄

此明診臍之法也

胃熱口糜　懸心善饑　腸熱利熱　出黃如糜　胃寒清厥

腹脹而疼　腹寒泄白　飧瀉腸鳴

此明胃腸寒熱為病之診法也

木形之人　其色必蒼　身直五小　五瘦五長　多才勞心

多憂勞事　軟弱曲短　一有非良

此以色合木形之診法也

火形赤明　小面五銳　反露偏陋　神清主貴　重氣輕財

少信多慮　好動心急　最忌不配

此以色合火形之診法也

土形之狀　黄亮五圓　五實五厚　五短貴全　面圓頭大
厚腹股肩　容人有信　行緩心安
此以色合土形之診法也
金形潔白　五正五方　五朝五潤　偏削敗亡　居處靜悍
行廉性剛　為吏威肅　兼小無傷
此以色合金形之診法也
水形紫潤　面肥不平　五肥五嫩　五秀五清　流動搖身
常不敬畏　内欺外恭　粗濁主麼

此以色合求形之診法也

貴乎相得　最忌相勝　形勝色微　色勝形重　至勝時年
加感則病　年忌七九　猶宜慎恐

此明得其形不得其色之診法也

形有強弱　肉有脆堅　強者難犯　弱者易干　肥食少痰
最怕如綿　瘦食多火　著骨難全

此明形肉生死之診法也

形氣已脫　脈調猶死　形氣不足　脈調可醫　形盛脈小

少氣休治　形衰脈大　多氣死期

此形合脈診生死之法也

頸痛喘疾　目裹腫水　面腫風水　足腫石水　手腫至腕

足腫至踝　面腫至項　陽虛可嗟

此明形腫生死之診法也

頭傾視深　背曲肩隨　坐則腰痿　轉搖遲回　行則僂俯

立則振掉　形神將奪　筋骨隳頹

此明形憊死候之診法也

太陰情狀　貪而不仁　好入惡出　下意貌親　不隨時務
後動於人　長大似僂　其色黮黮
此明太陰之人之情狀以別陰陽盛衰法也

少陰情狀　小貪賊心　喜失慍得　傷害無恩　立則險躁
寡和無親　行如伏鼠　易懼易欲
此明少陰之人之情狀以別陰陽盛衰法也

太陽情狀　自大軒昂　仰胸挺腹　足高氣揚　志大虛說
作事好強　雖敗無悔　自用如常

此明太陽之人之情狀以別陰陽盛衰法也

少陽情狀　諟諦自貴　志小易盈　好外不內　立則好仰
行則好搖　兩臂兩肘　常出於背

此明少陽之人之情狀以別陰陽盛衰法也

得陰陽正　平和之人　無為懼懼　無為忻忻　婉然從物
肅然自觀　謙謙君子　譪譪吉人

此明陰陽和平人之情狀也

天乾

傷寒傳經從陽化熱從陰化寒原委

戊午十月李振山敬

六經各病盡傷寒　氣同病異豈期偕　推其形臟原非一

因從類化故多端　明誠水火相勝義　化寒化熱理何難

漫言變化千般狀　不外陰陽表裡間

太陽風邪傷衛脈證

中風傷胃脈浮緩　頭項強痛惡寒風　病即發熱汗自出

鼻鳴乾嘔桂枝功

太陽寒邪傷營脈證

傷寒傷營脈浮緊　頭疼身疼惡風寒　無汗而喘已未熱
嘔逆麻黃湯發靈

風寒營衛同病脈證

中風浮緊遍身痛　頭疼發熱惡寒風　乾嘔無汗兼煩躁
傷寒身重乍時輕　浮緩嘔逆無汗喘　頭疼發熱惡寒風
煩躁而無少陰證　營衛同病大青龍

誤服三湯致亡救逆

傷寒汗病桂勿與　咽吐不已血膿鮮　尺遲服麻致漏汗
惡風肢急小便難　微弱汗風青龍發　厥惕悸眩熱何經
身瞤振振欲擗地　桂加附子真武痊

三陽受病傳經欲愈脈證

傷寒一日太陽病　欲吐煩躁數急傳　陽明少陽證不見
脈靜身和為不傳

陽明表病脈證

目痛煩渴熱陽明　汗出身熱脈長洪　不惡寒兮反惡熱

合并並見少陽經

陽明腑病脉證

胃實脉大腑陽明　大便難兮脾約同　蒸蒸潮熱濈濈汗
滿痛始可議三承

陽明禁汗慎清攻下

陽明表證反有汗　桂枝加葛中風傳　熱證無汗止津液
燥渴仍從白虎瘥　胃實汗熱承氣下　惡寒浮緩表為先
始知定鞕須失氣　不轉微濇下之寬　舌滑尿白小便數

便難休攻導自安　小便數多知便難　今若數少出津還

少陽脉証

往來寒熱胸脇滿　脉弦目眩而耳聾　口苦默默不欲食
心煩喜嘔少陽經　或渴或欬身微熱　或脇鞕痛腹中疼
或悸不嘔尿不利　舌膩滑白小柴胡宗

少陽病用柴胡湯加減法

胸煩不嘔去參夏　加蔞若渴半易根　腹痛去芩加芍藥
心悸尿秘芩易苓　脇下痞鞕棗易蠣　不渴微熱桂易參

少陽禁吐禁汗禁下

少陽三禁要詳明　汗讝吐下悸而驚　甚則吐下利不止
水漿不入命難生

少陽可吐可汗可下

胸滿懊煩梔子豉　痰鞕衝喉瓜蒂平　發熱惡寒肢煩痛
微嘔枝（支）結柴桂宜　鬱鬱微煩嘔不止　心下痛鞕大柴攻
誤下柴胡證仍在　復與柴胡振汗生

三陽合病併病

合病兩三經同病　併病猶歸併一經　二陽合病滿喘發
自利葛根嘔半同　太少利芩嘔加半　明少陽負順者生
滑數宿食大承氣　三陽合病腹膨之　口燥身重而譫語
難眠合自汗蒸之　遺尿面垢參白虎　浮大汗下禁者應
二陽併病汗不徹　面赤怫鬱大青龍　表罷潮熱手足汗
便難譫語大承攻　太少頭項痛眩冒　心下痞鞕如結胸
禁汗吐下惟宜刺　譫語不食刺多凶

三陰受病傳經欲愈脈訣

傷寒三日三陽盡　雖微煩躁入陰傳　其人能食而不嘔

脈小尿清為不傳

太陰陰邪脈証

太陰之邪脈沉遲　吐食腹滿有時疼　手足自溫利不渴

理中湯主悸加苓　腹滿去朮加附子　吐多去朮加姜生

雖吐下多還用朮　渴欲得水倍朮宜　臍作奔豚朮易桂

乾姜寒倍參腹疼

太陰陽邪脈証

陽邪溢乾腹滿痛　誤下时痛大实痛　大承桂枝加芍大
脉弱芍大当審行
太陰陽明表裏同病
腹满時減復如故　此是寒虚氣上冲　腹满不減不大便
轉屬陽明乃可攻
少陰之邪脉証
少陰之邪脉沈细　背寒欲寐口中和　咽痛腹痛骨節痛
厥逆清穀四逆瘥

少陰陽邪脉証

少陰陽邪沈細數口燥咽乾大承湯　少陰心煩不得臥

黄連阿膠是主方

少陰太陽表裏同病

少陰脉沈反發熱　麻黄附子細辛湯　如二三日無裏証

減辛加草用之良

厥陰之邪脉証

厥陰之邪微細厥　膚冷臟厥躁難安　囊縮舌短胎滑黑

四逆當歸四逆先　少腹痛厥姜萸人　肢厥静而復時煩
得食而嘔蚘聞臭　煩因蚘動烏梅圓

厥陰陽邪脈証

陽邪熱厥〻而熱清渴熱氣撞心痛攻　煩滿囊縮舌焦卷
便難當任大承攻　四逆不分四逆散　欬加姜味下利同
悸加桂枝腹痛附　下重薤白秘尿苓

少陰厥陰外熱裏寒脈証

少陰裏寒外熱証　面赤身反不惡寒　厥利清穀脈微絶

通脈四逆主之先　劑以參加脈不出　葱入面色赤炎炎
腹痛加芍咽桔梗　嘔加聖藥用薑鮮

兩感

一日太陽少陰病　頭痛口乾渴而煩　二日陽明太陰病
滿不欲食身熱譫　三日少陽厥陰病　耳聾囊縮厥逆寒
水漿不入神昏冒　六日氣盡命難全

汗下失宜致變壞證

太陽三日已發汗　若吐若下若溫鍼　不解致逆成壞証

观其脈證犯何經　難辨陰陽六經證　重困垂危莫可憑
惟用獨參煎冷服　鼻上津津有汗生

表症

表證宜汗太陽經　無汗發熱惡寒風　頭項強痛身體痛
若出自汗表虛明

裏證

裏證宜下不大便　惡熱潮熱汗蒸蒸　燥乾譫語滿鞕痛
便溏為虛不可攻

陽証

陽証身輕氣高熱　目睛了了面脣紅　熱煩口燥舌乾渴
指甲紅兮小便閉

陰證

陰証身重息短冷　目不了了色不紅　無熱欲臥厥吐利
小便白兮爪甲青

陽盛格陰

陽盛格陰身肢厥　惡熱煩渴大便難　沉滑爪赤小便赤

汗下清宜陰自完

陰盛格陽

陰盛格陽色淺赤　發熱不渴厥而煩　下利尿清脈青白

浮微迴脈復迴陽

陽毒

陽毒熱極失汗下　舌卷焦黑鼻煤烟　昏譫發狂如見鬼

咽痛吐血赤雲斑　六七日前尚可治　表裡俱實黑奴丸

熱盛解毒三黃實下　表實三黃石膏益

陰毒

陰毒寒極色青黑咽痛通身厥冷寒重經身疼如被杖腹中絞
痛若石堅　或嘔或利或煩躁　故出冷汗溫補先　令汗還
陽退陰汗　急灸氣海及關元

表熱裏熱陰熱陽熱

發熱令時熱盛盛　煩躁騰越熱蒸蒸　表熱原自寒邪束
外需麻桂內涼承　燥乾煩渴為陽熱　厥利外熱屬陰經
陽熱宜清白虎輩　陰熱四逆與白通

惡寒背惡寒辨

惡寒表裏陰陽辨　發熱有汗表為虛　發熱無汗表實證

實以麻黄虛桂枝　無熱惡寒發陰裏　桂枝加附數相宜

背寒口和陰附子　口燥渴陽白虎需

惡風

風寒相似相離少　三陽俱有惡寒風　惡風原陽法從表

三陰惡寒無惡風

頭痛

三陽頭痛身背強急痙 吐沫屬陽經 不便尿紅當微下
尿白猶屬表未清

項強

項背几几係太陽 脈浮無汗葛根湯 有汗桂枝湯加葛入
脈沉栝蔞桂枝湯 結胸項強如柔痓 大陷胸丸下必康
但見少陽休汗下 柴胡去半入蔞良

身痛

身痛未汗表實証 汗後身疼屬表虛 桂加生姜參芍藥

尺遲血少建中者　少陰沉厥附子治　厥陰汗利力逆璧

風溼長痛難轉側　掣引煩疼桂附宜

煩躁不眠懊憹

躁身不靜煩心擾　不躁難眠作熱觀　懊憹煩甚無治病

排躁陰陽表裏看　洪煩無論三陽陰　但軟梔豉等湯並

便難白虎三承氣　躁因陰見便為寒

自汗頭汗

自汗熱越多急下　更兼熱利不休凶　頭汗熱蒸不得越

黄湿水大血皆成

手足汗

手足濈々然汗出　便難屎利本当攻　寒中屎々利々屎不利　汗冷

攻之固瘕溏澄清

潮热时热

午后一发为潮热　无休发热汗蒸々　时热自汗无常証

先时与药桂枝汤

譫語鄭聲

譫語為實聲長壯　亂言無次數更端　鄭聲為虛音短細
頻言重複便呢喃　同陽經見均屬熱　同陰經見總為寒
陽無可攻當清解　陰不能溫清補痊

渴證

三法傷津胃燥乾　陽往乘陰渴亦然　渴欲飲水少少與
莫使停留飲病干　太陽五苓尿不利　陽明白虎飲連連
少陽證具心煩渴　小柴去半加添

舌胎

舌心外候本澤紅　紅深赤色熱爲輕　外紅内紫爲熱重
滑白寒表少陽經　沉遲細緊臟寒結　乾薄氣液兩虛空
黄黑胎潤裏熱淺　但乾刺裂熱深明　黑滑若與三陰見
水來尅火百無生

胸脇滿痛

邪氣傳裏必先胸　由胸及脇少陽經　太陽脈浮惟胸滿
過經不解有陽明　乾嘔潮熱胸脇滿　大柴加消兩解行

心腹引脇鞕滿痛　乾嘔屎秘十棗攻

嘔證

嘔病因何屬少陽　表入裏拒故爲殃　太陽之嘔表不解
食穀欲嘔在胃陽　太陰有吐而無嘔　厥陰涎沫吐就是
少陰嘔利有水氣　飲嘔相因是水鄉

往來寒熱　如瘧寒熱

往來寒熱少陽證　寒熱相因小柴胡　如瘧寒熱三五發
太陽麻桂等湯除

目眩耳聾

少陽目眩神自止　諸逆昏亂不能生　重暍耳聾濕溫汗
不語面色變身青

腹滿痛

腹滿時痛不足證　腹滿大痛有餘若　誤下邪陷太陰裏
汗熱便難轉陽明

吐證

中寒吐食不能食　不渴而厥吐寒虛　得食吐渴火為逆

飲吐相因水病甚

熱利寒利

熱利尿紅渴黏穢　寒利澄清小便白　理中不應宜固澁

仍然不應利之痊

但欲寐

行陰嗜臥無表裏　呼醒復睡不須驚　風溫脈浮熱汗出

多眠身重息鼾鳴

陰陽咽痛

咽痛乾腫爲陽熱　不乾不腫屬陰寒　陽用甘桔等湯治
陰用甘桔附薑攢

氣上衝

氣撞吐蚘厥陰本　無蚘陽表桂枝湯　少腹急引燒裩散
衝喉難息依常良

饑不欲食

饑不欲食吐蚘厥　下後不食屬陽明　懊憹頭汗梔子豉
厥緊心煩邪在胸

手足厥逆

太陰手足溫無厥　少陰厥冷不能溫　厥陰寒厥分微甚
熱厥相因辨淺深

少腹滿痛

少腹滿而按之痛　厥逆尿白冷膀胱　不厥血蓄小便利
小便不利水為殃

神昏狂亂蓄血發狂

神昏胃熱重陽狂　三黄三承白解湯　蓄血發狂小便利

少腹鞕痛屬太陽　陽明蓄血大便黑　其人如狂而喜忘
桃仁承氣抵當治　須識作汗奪然狂

循衣摸床

循衣摸床有二因　太陽火劫熱傷陰　小便利生不利死
陽明熱極彌熱深　皆緣三法失成壞　脈實堪下弱難禁
虛實陰陽難辨處　獨參六味可回春

太陽陽邪停飲

太陽陽邪有水逆　消渴發熱汗出煩　小便不利水入吐

脈浮而數五苓攢
太陽陰邪停飲
太陽陰邪有水氣
外發内散小青龍
噎麻易附喘加杏
少陰陽邪停飲
少陰陽邪有停飲
小便不利豬苓通

[illegible]

傷寒無汗熱烘烘　主證乾嘔咳微喘
小便不利少腹滿　下利除麻共入苓
渴加花粉減半草
六七日反不得眠　下利而渴咳而嘔

少陰陽邪停飲

少陰陰邪有水氣　腹痛四肢重沉疼　小便不利自下利
或咳或噴嘔真武平。欵加乾薑辛味共　小便若利去茯苓
嘔去附子生薑倍　利去芍藥入乾薑

喘急短氣

喘急喝喝數張口　短氣似喘不接息　促難布息屬實證
短不續息作虛觀　内因飲病或痰盛　外因陰陽表裏看
直視神昏汗潤髮　脈微肢厥命難痊

心下悸

築築惕惕心動悸　怔怔忡忡不自安　飲多尿少爲停水
厥冷汗後是虛寒

戰振慄

戰身聳動慄心慄　振雖聳動比戰輕　故振責虛因無力
慄戰相交邪正爭　此證若生三法後　虛其中外逆而成
不逆因和而作解　正勝邪却戰汗平

呃逆噦噫

呃逆今名餩古名，不似噦噦胃裏聲。
餩聲格格連聲作，原夫臍下氣來衝。
頗類噯噫情自異，均屬氣逆治能同。
虛熱橘皮竹茹治，二便不利利之寧。
氣不歸原宜都氣，寒虛丁萸附理中。
痞鞕不利生薑瀉，痞鞕噫氣代赭功。

結胸

按之滿鞕不痛痞，鞕而滿痛為結胸。
大結從心至少腹，小結心下按方疼。
熱微頭汗為水結，漱水不嚥血結名。
瘀衄未盡結適斷，內實沉大審的攻。
抵當桃仁大小陷

誤攻浮大命多傾　不實浮滑不陷證　臟結悉具躁煩凶

痞鞕

陽證痞鞕為熱痞　大黃黃連瀉心寧　汗出惡寒寒熱痞
附子瀉心兩收功　誤下少陽發熱嘔　痞滿半夏瀉心能
裏熱水氣痞下利　心煩乾嘔腹雷鳴　裏熱水氣生薑瀉
痞急氣逆甘草靈　桂枝表解乃攻痞　五苓煩渴利尿通

發黃

濕熱發黃頭汗出　小便不利渴陽明　素有寒濕發汗後

黄從陰化太陰經　陽色鮮明陰色暗　太陰血蓄併狂生
表實麻翹赤小豆　茵蔯裏實梔子清　陰黄茵蔯四逆主
便溏尿秘茵五苓　環口黧黑柔汗死　體若烟熏陽絕徵

疹斑

傷寒疹斑失汗下　感而即出時氣然　表邪覆鬱營衛分
外泛皮膚疹痧斑　痧白疹紅如膚粟　斑紅如豆片連連
紅輕赤重黑多死　淡紅稀暗是陰寒　未透升麻消毒治
熱盛三黃石膏煎　已透青黛消斑飲　雙解痧疹法同前

衄血

陽明衄血熱在裏　太陽衄血熱瘀經　太陽頭痛目瞑兆
陽明漱水不嚥徵　衄後身涼知作解　不解升麻犀角清
未衄表實麻黄汗　裏熱犀角芩連同

吐血

傷寒吐血多因逆　下厥上竭少陰經　三陽熱盛宜清解
血瘀胸滿痛當攻　暴吐腐臭内潰死　過多血脱面無紅
犀角桃仁宜揀用　救脱聖愈及養榮

婦人傷寒同一治　胎產經來熱入室　晝日明了夜譫妄
小柴生地牡丹皮　無汗加麻有汗桂　汗後不解再加枝
寒熱如瘧加麻桂　中寒薑附不須疑　渴熱白虎花粉葛
瘀血桃仁承氣俱　產後胎前雖多證　不外陰陽表裏醫

食復勞復

新愈臟腑皆不足　營衛腸胃未通和　多食過勞復生熱
枳實梔子大黃蓋　浮汗沉下小柴解　燥嘔竹葉石膏合
氣虛補中益氣主　陰虧六味倍參多

房勞復陰陽易

房勞復與陰陽易　二病情異證則同　病後犯色復自病
病傳不病易之名　男女俱主燒裩散　少腹急痛引陰中
身重少氣頭眩暈　拘攣熱氣上衝胸

類傷寒五證

停痰　傷食　脚氣
虚煩　内癰

相類傷寒有五證　頭疼發熱惡風寒　停痰頭項不強痛
胸滿難息氣衝咽　傷食惡食身無痛　痞悶失氣噫作酸

大小便膿血

熱在膀胱小便血　八正導赤利之佳　熱瘀裏急下膿血
黄連白頭與秦皮

頤毒

傷寒發頤耳下腫　失於汗下此毒注　高腫焮紅痛為順
反此神昏命必傾　毒伏未發脉亦隱　冷汗淋漓肢若冰
煩渴不便指甲紫　頗似三陰了了輕

狐惑

古名狐惑近名疳　狐蝕肛陰惑脣咽　疳後餘毒斑疹後
癖疾利後也同然　面皆赤白黑不一　目不能閉喜貪眠
潮熱聲啞腐穢氣　能食堪藥治多全

百合

百合百脈合一病　如寒似熱藥無靈　飲食起居皆忽忽
如神若鬼附其形　脈數溺時輒頭痛　溺時不痛淅淅風
溺時快然但頭眩　六四二十病方寧

熱入血室

脚氣脚氣（膝）脛腫痛　或爲乾枯大便難　虛煩微熱無表裏

胃癰當胃痛難近　腸癰腫痛少腹堅　身皮甲錯腹中急

便數似淋證中看

同傷寒十二證

冬溫　寒疫　瘟疫

春溫夏熱秋清涼　冬氣冷冽令之常　傷之四時皆正病

非時有氣疫爲殃　冷反溫冬溫病應　應得反冷寒疫傷

瘟疫長幼相傳染　須識歲氣汗攻良

温病　熱病

冬傷於寒春病温　夏日熱病早厥陰　脈浮頭疼發熱渴
不惡寒兮是所因　無汗河間兩解法　有汗清下早當尋
失治乃狂諸熱證　無證隨經以意神

風温

風温原自感春風　誤汗灼熱汗津生　陰陽俱浮難出語
身重多眠息鼾鳴　誤下直視失溲少　被火發黄瘈瘲驚
葳蕤桂枝參白虎　一逆引日再命終

温瘧

温瘧得之冬中風　寒氣藏於骨髓中　至春邪氣不能發

遇暑爍髓消肌形　或因用力腠發泄　邪汗同出故熱生

衰則氣復寒後作　證同温熱治相同

濕温

温復傷濕温濕病　身重胸滿及頭疼　妄言多汗兩脛冷

白虎湯加蒼朮荃

中暍　温毒　風温

温病中暍温毒病　證同濕熱熱尤炎
風溫發熱重疼牽　傷濕汗出當風立

痙證

痙證反張搖頭噤　項強拘急轉側難
須審剛柔治法全　身熱足寒面目赤

易愈生證

神清色澤亮音聲　身輕膚潤脈和准　忽然口噤難言語
脈即傳伏戰汗宜　飲多消散知釀汗　能食脈浮表還平

子得午解陽來濟　午得子解是陰從

雜證死證

傷寒死証陽見陰　大熱不止脈失神　陰毒陽毒六七日

色枯聲敗死多聞　心絕烟熏陽獨留　神昏直視及搖頭

環口黧黑腹滿利　柔汗陰黃脾敗中　肺絕脈浮而無胃

汗出如油喘不休　唇吻反青肢冷汗　舌卷囊縮是肝傷

面黑齒長且枯垢　溲便遺失腎可悲　水漿不入脈代散

呃逆不已命難留　大發風溫而成痙　濕溫重暍促命終

强發少陰動經血　口鼻目出厥竭名　汗後狂言不食熱

脈躁陰陽交死形　厥深不及七八日　膚冷而躁暫難寧

此病名之曰臟厥　厥而無脈暴出凶　厥而下利當不食

反能食者名除中

彙方

桂枝湯　小建中湯　当归建中湯　黄芪建中湯

桂枝加葛根湯　桂枝新加湯　当归四逆湯

当归四逆加吴茱萸生姜湯　桂枝加附子湯

芍藥甘草湯　桂枝甘草湯
桂枝芍藥草薑棗　加飴歸芪曰建中　加葛根湯加乾葛
新加倍芍加參孫　當歸四逆歸通細　更加吳萸薑加生
加附子湯加附子　去桂去芍兩名與
桂枝去芍藥加茯苓白朮湯　苓桂枝朮甘湯
茯苓甘草湯　茯苓桂枝甘草大棗湯
桂枝去芍加苓朮　苓桂朮甘去棗薑　茯苓甘草生薑桂
加棗除薑大棗湯

葛根湯　桂枝麻黄各半湯　桂枝二麻黄一湯

桂枝二越婢一湯

葛根桂枝加麻葛　合麻桂麻各半湯　桂二麻一麻減半

桂二越一桂倍方

麻黄湯　大青龍湯　越婢湯　越婢加附子湯

越婢加半夏湯

麻黄麻桂甘草杏　加青葛姜大青龍　越婢大青減桂杏

加附加半風水湯

麻黄加术汤　三物汤　麻杏石甘汤

麻黄加术风湿痛　三物去桂治寒风　加膏麻杏石甘剂

外寒内热喘有功

麻黄附子细辛汤　麻黄附子甘草汤

麻黄附子细辛汤　减辛加草甘草方　两感太阳少阴证

髓寒表水裹寒凉

小青龙汤　附子汤　真武汤

桂苓甘姜辛半味　麻黄甘草小青龙　附子术附参苓芍

真武無參有薑注

乾薑附子湯　白通湯　白通加人尿豬膽汁湯

四逆湯　通脈四逆湯　茯苓四逆湯　理中湯

桂枝人參湯　附子理中湯　治中湯

薑附加葱白通劑　更加尿膽治格陽　加草四逆葱通脈

加參茯苓四逆方　理中參朮乾薑草　加桂桂枝人參湯

加附名曰附子理　加入青陳治中湯

五苓散　春澤湯　五苓甘露飲　蒼附五苓散

茵蔯五苓散　胃苓湯

五苓停水尿不利　内蓄膀胱外太陽　二苓澤朮桂分用

暑濕加參春澤湯　甘露寒水膏滑入　蒼附内寒附子蒼

茵蔯發黃小便澁　食濕合胃胃苓方

梔子豉湯　梔子甘草豉湯　梔子生薑豉湯

枳實梔子豉湯　枳實梔子豉加大黃湯

梔子乾薑湯　梔子厚樸湯

梔豉加草加生薑　枳實梔豉加大黃　去豉梔子乾薑入

枳樸梔子厚樸湯

麻黄連翹赤小豆湯　梔子蘗皮湯　茵蔯蒿湯

麻黄連翹赤小豆　梓皮杏草棗生薑　梔子蘗皮茵蔯草

茵蔯蒿湯茵梔黄

大黄黄連瀉心湯　附子瀉心湯　甘草瀉心湯

半夏瀉心湯　生薑瀉心湯　旋覆代赭石湯

大黄黄連瀉心浸　附子煮汁大連芩　甘草芩連甘半棗

半夏同工更加參　生薑瀉心生薑入　覆赭薑棗半甘參

十棗湯　白散方　調胃承氣湯　大陷胸湯

大陷胸丸　小陷胸湯

十棗芫花甘遂戟　白散桔貝巴霜俱　調胃大黃芒消草

大陷去草入遂須　為丸更加杏葶蜜　小陷連半栝蔞

小承氣湯　大承氣湯　麻仁丸　桃仁承氣湯

抵當湯丸　三一承氣湯　黃龍湯

小承大黃同枳樸　加消即是大承方　麻仁小承麻杏芍

桃仁調胃桂枝長　抵當湯丸分微甚　俱用桃黃水蛭虻

三承合一名三一　加参帰桂黄龍湯
小柴胡湯　大柴胡湯　柴胡加消湯　柴胡桂枝湯
小柴苓半人参草　大柴苓半枳芍黄　小柴胡加芒消入
合桂柴胡桂枝湯
猪苓湯　白虎湯　竹葉石膏湯
豬苓二苓膠滑澤　白虎膏知甘草粳　竹葉石膏除知母
加参半竹麥門冬
炙甘草湯

汗下煩悸小建治　水悸茯苓甘草君　虚悸脉結炙甘草
地阿桂酒麥麻參
　桃花湯　赤石脂禹餘糧湯　黃芩湯　白頭翁湯
桃花乾薑石脂糯　石脂禹糧固脫功　黃芩甘草芍大棗
連蘗秦皮白頭翁
　葛根黃連黃芩湯　乾薑黃連黃芩湯　黃連湯
　黃連阿膠湯
葛根連芩湯甘草　乾薑連芩湯人參　連參桂草乾半棗

連膠芩芍卵黄新

四逆湯　吳茱萸湯　烏梅丸

柴芍枳草四逆散　人參薑棗吳茱萸　烏梅參歸連蘗細

椒薑桂附苦酒器

傷寒附法

雙解散完素解利初法

雙解通聖合六一　四時温熱正傷寒　兩許為劑葱薑豉

汗下兼行表裏宣　强者加倍弱減半　不解連進自然安

若因汗少麻倍入　便難消黄加倍添

河間解利後法

汗下已通仍不解　皆因不徹已傳經　內熱煩渴甘露飲

甚用白虎解毒清　有表熱煩柴葛解　表實大熱三黄寧

裏熱尿赤涼天水　胃實不硬大柴承

防風通聖散

防風通聖治風熱　鬱在三焦表裏中　氣血不宣經絡壅

梔翹芩薄竹歸芎　消黄芍术膏滑石　麻黄桔梗共防荊

利減清黃啞姜半　自汗麻去桂枝增

紫葛解肌湯

四時合病在三陽　紫葛解肌紫葛羌
白芷桔芩膏芍羊
利減石膏啞半姜

黃連解毒湯　梔子金花湯　三黃石膏湯

陽毒熱極疹斑啞　煩渴呻吟譫語狂
下後便軟熱不已
連芩梔柏解毒湯　裏實便難當攻下
梔子金花加大黃
表實膏麻葱豆豉　下利除膏入葛根

消毒犀角飲

消毒犀角亮疹斑　毒壅咽喉腫痛難　犀角牛蒡荊防艸
熱甚加膏翹芩連

消斑青黛飲

消斑青黛消斑毒　参甘柴犀梔地元　黄連熱實減参去
苦酒加入大黄煎

普濟消毒飲

普濟大頭天行病　寒裹邪熱客高巔　芩連薄翹柴升桔

蔡州陈勤蒡藍元

連翹敗毒散

連翹敗毒散發頤　高腫掀紅痛可除　花粉連翹柴胡蒡
荊防升草桔羌獨　紅花蘇木芎歸尾　腫面還加芩漏芦
腫堅皂刺穿山甲　便燥應添大黃疏

鬱氣湯

呃逆腎虛鬱氣湯　六味肉桂五味方

橘皮竹茹湯

橘皮竹茹虛熱主
橘竹參草棗生薑

葳蕤湯

風溫浮威葳蕤湯　羌麻葛芷青木炙　芎艸石膏葳蕤杏

裏實熱甚入消黃

桂枝白虎湯

風濕虛熱汗出多　雖任葳蕤不奏功　須是鼾睡而後湯

方宜桂枝虎參合

清心導赤各半湯

越經是証如醉熱　脉和導赤各半湯　芩連梔子神參麦

知滑厚草枣灯姜

大羌活湯

兩感傷寒病二經　大羌活湯草川芎　二防二术二活細

生地芩連知母同

還陽散　退陰散　黑奴丸

陰毒返陽硫黄末　退陰炮烏乾姜均　陽毒黑奴小麥底

芩麻消黄釜灶塵

九味羌活湯

九味羌活即冲和 四时不正气为病 泽古制无代麻桂
羌防苍细芷芎合 生地草芩喘加杏 无汗加麻有桂芍
胸满去地加枳桔 烦渴知膏热自痊

十神汤

十神外感寒气病 功在温经利气殊 升葛芎麻甘草芍
姜葱香附芷陈苏

人参败毒散 荆防败毒散 仓廪散

人参败毒虚感冒 发散时毒疹痢良 参苓枳桔芎草共

柴前薄荷与羌葛　時毒減參加翹蒡　血風時疹入荊防

表熱噤痢名倉米　溫毒芩連實消黃

五積散

內傷生冷外感寒　五積平胃半苓攙　麻桂桔枳歸芎芍

薑芷加附逐陰寒　腹痛嘔逆吳萸入　有汗除麻桂枝添

虛加參朮除枳桔　婦人經痛艾醋煎

升麻葛根湯

升葛芍草表陽明　下利斑疹兩收功　麻黃太陽無汗入

紫苓同病少阳经

二圣救苦丹

初起时疫温热病　救苦汗吐下俱全　热实百发而百中

大黄皂角水为丸

温胆汤

伤寒病后液津耗　虚烦呕渴不成眠　乃是竹叶石膏证

胆经饮热此方先　呕苦呕涎烦惊悸　半苓橘草枳竹煎

气虚加参渴去半　再加麦粉热芩连

中風不語半身不遂總括

風從外中傷肢體　痰火內發病心官　體傷不仁與不用
心病神昏不語言　當分中絡經腑臟　更審虛實寒熱痰
脫證散手為脾絕　開口眼合是心肝　遺尿腎絕鼾聲肺
閉證握固緊牙關　初以通關先取嚏　痰壅不下吐為先

中風死候

寸口脈平卒中死　生氣獨絕暴脫之　五臟幾息呼吸泯

惊堕溺尚能醒　脉来一息七八至　不失大小尚能医

大小便尽泄夜死　脉绝不至死何疑　腹胀并见皆死候

摇头上窜气不嘘　喘汗如油痰拽锯　肉脱筋痛发枯直

通关散　开关散

熏鼻法　解语法

通关星皂细荷辛　开关乌梅冰片南　巴油纸皂烟熏鼻

通尿舌下点难言

三聖散　瓜蒂散　全蠍散　五元散

巴礬丸

無汗吐宜防藜蒂　有汗瓜蒂入蠍全　重劑藜豆礬皂膽

痰壅吐以巴礬丸

烏藥順氣散

烏藥順氣竄中絡　喎斜偏廢減參珍　秦艽生地石膏共

羌獨防芷細辛苓

換骨丹

中經氣實宜換骨　喎斜癱瘓芷芎防　冰麝硃香槐苦味
仙人麻首蔓蒼桑

小續命湯

小續命湯虛經絡　八風五痹總能全　麻杏桂芍通營衛
參附歸芎氣血宜　風淫防風濕淫已　黄芩熱淫附子寒
春夏石膏知母入　秋冬桂附倍加添

黄芪五物湯

黄芪五物虚经络　偏废虚风无力瘫　心清语謇因舌软

舌强神浊是火痰　补卫黄芪起不用　益营芍桂枣姜煎

左加当归下牛膝　筋瘵骨痿附经添

三化湯

搜风顺氣丸

三化氣實风中腑　昏冒闭满小承羌　形气俱虚及风燥

搜風順氣自然康

牛黄清心丸

牛黄清心實中臟　痰壅神昏不語言　口眼喎斜形氣盛
兩手握固緊牙關

參附湯

參附湯治虛中臟　唇緩涎出不語言　昏不知人身偏廢
五脫証見倍參芪

千金還魂湯

经络闭证卒中恶　气促神昏不识人　无汗拘急身偏痛
肉桂麻草杏還魂

奪命散

臟腑闭证腹满闭　昏噤痰结在喉间　急危汤药不能下　奪命巴芷半葶南

三生飲

三生饮治中风寒　厥逆沉伏涌气痰　星香乌附俱生用　气虚加参脱倍添

祛風至宝丹湯

祛風至寶中風壅　浮熱面赤壅而煩
通聖加蠍天麻細　白附羌獨連柏蠶

青州白丸子

青州白丸中風痰　喎斜癱瘓湧痰涎
小兒驚痰為妙藥　白附烏星半夏丸

羌活愈風湯

羌活愈風湯外中　手足無力語出難　肌肉微掣不仁用
大秦艽湯參再添　官桂黃芪杜防己　知枳柴荷蔓菊芎

蒼麻半朴杞弍骨　調理諸風症可安

清熱化痰湯

清熱化痰治因痰　神短忽忽語失常

頭眩脚軟六君夢　芩連菖枳竹星木、

地黄飲子

四肢不收無痛痱　偏枯身偏不用疼

其言不變志不亂　邪在分腠五物飲

甚不能言爲瘖痱

舍厥入藏病多凶　地黄桂附蓯巴遠

萸斛冬味薄菖苓

滌痰湯

濕痰白苔迷心竅　舌强難言參蒲星
温膽熱減芩連入　神昏便閉滚痰攻

類中風總括

類中類乎中風證　尸厥中虚氣食寒
火濕暑惡皆昏厥　辨在喎斜偏廢間

獨參湯　參附湯　星香湯　三物急丹　奪命散

尸厥無氣而脉動　或脉微細有無間　緣於病後氣血竭

人参附星香痰　气闭胸当之便闭　或胸急痛備急丹
服后時鳴吐下騐　喉間痰結看分先
補中益气湯　補中益气疗虚中　煩劳過度气不升
生脈補精湯　虚胃有痰加参半　怒冒生脈地归茸
木香調气飲　木香調气實气中　暑怒气逆噤昏痰
風浮勝濕气沈冷　木藿砂蔻草丁桂
八味順氣散　食中過飽感寒風　或因怒惱塞胸中
忽然昏厥時不举　瓜蒂薑塩探吐平

附子理中湯

附子理中療寒中　腹痛拘急噤牙關　有汗身寒或吐瀉
附子參朮草姜干　無汗身寒加麻細　陰毒川烏用生鹽
嘔吐丁香吳萸入　脈微欲絕倍參添

涼膈散

涼膈火中神昏冒　梔翹芩薄草消黃　更治一切胸膈熱
便燥譫妄與斑狂

香薷散　藿香正氣散　辰砂益元散

熨臍法　蒼术白虎湯　人參白虎湯

暑中須分陰与陽　陰邪無汗似寒傷　壯熱心煩或嘔瀉

香薷扁朴二香湯　更兼昏憒蒸蒸汗　面垢喘渴證為陽

不省熨臍灌蒜水　益元蒼术白虎湯

滲濕湯

滲濕〻中肉昏冒　寒〻濕患〻生痰　厚味醇酒生冷水

胃苓兼附樸砂連

除濕湯

陰溼陰雨溼蒸霧、卧溼涉水瘴山嵐　頭身重痛便溏腫
羌藁升柴防术煎

調氣平胃散

調氣平胃療惡中　廟塚忤惡卒然昏　面黑錯忘蘇合主
次以木香平胃句

註　蘇合主謂中惡之病以蘇合香丸為主，次以木香平胃句謂
、以中氣木香調氣散二方合平胃散之藥調理也

傷風總括

傷風屬肺嗽聲重　鼻塞噴嚏涕流清　鼻淵腦患不噴嚏
濁涕穢久必鼻紅

歙南野鸡坞医案

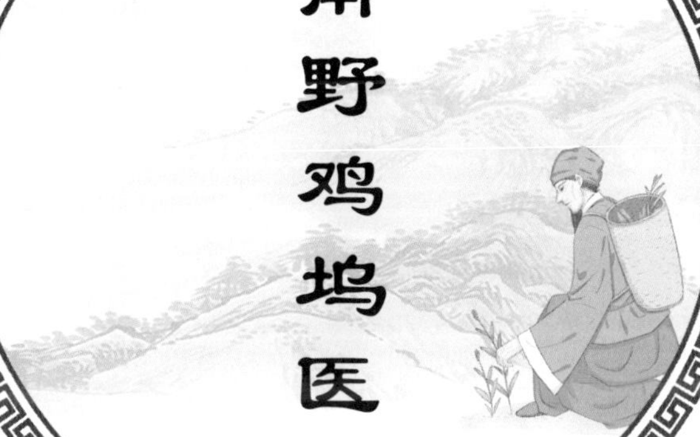

附录

歙南野鸡坞外科中医古籍藏书目录（部分）

1.《秦越人扁鹊八十一难经》

明正德五年（1510），秦越人扁鹊（二卷）

2.《古今医统大全》

明末·木雕版，新安徐春甫编，太仓改斋支秉中校正（九十卷）

3.《增评童氏医方》

清康熙·休宁汪昂（四卷）

4.《达生编原引》

清康熙·乙未天中节函斋居士记于南昌郡署之西堂（二卷）

5.《痢疾论》

清康熙·黄氏，达生（三卷）

6.《增补本草备要》

清康熙·休宁汪昂，民国三十年（1941）新印（四卷）

7.《同寿录》

清乾隆·古歙项天瑞（四卷）

8.《内经知要》

清乾隆·薛雪题李俭书，云间李念义先生原辑（一卷）

9.《注解伤寒论》

清道光·新安师古斋，吴勉学（四卷）

10.《陈修园医书五十种》

清咸丰·石印本（二十六卷）

11.《胎产心法》

清光绪六年(1880)重镌,南昌道合山房主人谨识,板存江右袁心志堂(六卷)

12.《吊脚痧症方》

清光绪·俞樾书,上海玉海楼印(一卷)

13.《望诊遵经》

清光绪·新安汪广庵(二卷)

14.《本草纲目》

清中·石印本,李时珍编著(七卷)

15.《临证指南医案》

清中·木刻版线装,叶天士(十卷)

16.《本草原始》

清中·木刻线装,李中立(六卷)

17.《雷公药性解》

清晚·木刻线装,李中梓撰(一卷)

18.《景岳全书》

清晚·会稽张介宾著,山阴余士仁元德氏订(五十三卷)

19.《万氏女科》

清晚·西昌裘(一卷)

20.《内科分类审症法》

民国二年(1913)出版,丁氏医学丛书(一卷)

徽州非遗大典之
歙南野鸡坞外科

作为新安医学较有代表性的非遗传承项目野鸡坞外科，因创始人方国梁祖居地名为“野鸡坞”而得名，始于清代乾隆三十年(1765)，至今已有250余年，传承10代，谱系如下：

第一代：方国梁(字士益，1716—1799)

第二代：方绪宝(字德震，1756—1835)

第三代：方以祝(字敬诚，1781—1860)

第四代：方成春(字位东，1802—1887)

第五代：方家万(字德章，1830—1911)

第六代：方正元(字懋荣，1855—1936)

第七代：方德锠(字吉卿，1890—1975)

第八代：方善之(字善滋，1923—2006)

第九代：方洪生(字志宏，1967—　)

第十代：方雯清(2001—　)

方氏认为外科疾患皆由“风从上受，湿从下注”所致，须内外并治，提出外科疾患并非都由火热之毒而生，除疔疮外，很少用清热解毒药。第五代传承人方家万在歙县南乡洪琴开设“春生堂”药店，著有《德章祖传外科秘书》，分《训子入门》《病机》《症验录》等篇，并附“一杯醉倒方”等方剂，用于外科刀针止痛。《训子入门》强调医生要有仁心，学有恒心，切忌贪酒心乱，好色心邪。《病机》详细阐述了外科刀针与线药的宜忌。野鸡坞外科为发背、腰疽、五肿伤寒、乳疽、疔疮等病证的治疗提供了有效方案，且在施治时，除外敷各种精制祖传丸散膏丹外，还注重内服。在其发展过程中，注重辨证施治，凭借精湛的医技，既精通外科，又兼通内科疑难杂症，故而享誉安徽歙县、绩溪及浙江昌化、淳安和江西婺源等地。

野鸡坞外科末药传为异人所授，同时传有末药瓮、研药缸等制作器具。“野鸡坞外科”独到的医术特点在于“外科最重部位，知部位则知病发于何脏腑。知阴阳表里虚实，七情六欲，方可辨证立方”，并指出：痈疽之症，因寒邪而病者，当以温热散之，寒而痛者通之，湿肿强痛者渗而导之，燥搐挛而痛者滋而润之，泄而痛者温之，虚而痛者补之，阴阳不和者调燮之，经路闭塞者冲和之，脓肿而痛者开之，腐肉侵蚀者去之，劳而痛者逸之，损而痛者续之等。野鸡坞外科后代又依据时令流转之不同，对野鸡坞外科末药分为春夏秋冬四季加减，其效益彰。野鸡坞外科末药不仅药物精良，而且是中医因时、因地、因人制宜，富有特色的实践结晶。

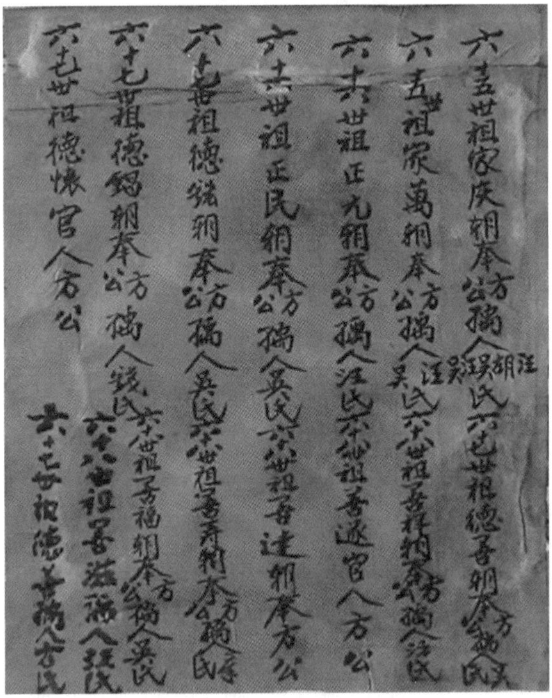

野鸡坞外科世家传承谱系图

野鸡坞外科在临证用药上认为：头为诸阳之首，凡无阳不出之症，纯阳无阴之处，不可用大热之药；凡腐烂难敛，伤骨脱落之症，并非都由火热之毒而生。在长期临证基础上，经代代研制与发展，野鸡坞外科积累了一批祖传验方，如“一杯醉倒方”。《症验录》中除疔疮外，对各种外科疾患，也很少使用清热解毒药，在其拟制的方剂中，有治骨疽的秦艽独活汤，治鼻渊的辛夷清肺饮，治瘿瘤的开痰解郁汤等。并巧用单味引经药，如耳痛用兔耳草等。

起始并盛行于清乾隆年间的野鸡坞外科，植根于传统徽州，拥有源远流长的学术基础和实践经验，其家族优良传统和学术精神是中医学发展与传承的“范例”，同时也是新安医学传统技术的“标志”，蕴藏了丰富的历史信息和内涵，是活的文物和极其珍贵的文化遗产，在治疗众多内科疑难杂症方面具有独特的思路与经验，在疾病诊疗上具有显著的个性特征，是临床研究与开发取之不尽的源泉。

▶歙南野鸡坞外科祖传末药

① 疔疮用白菊花叶捣汁加蜜调敷，鹅口疮用车前草煎汤绢洗，单、双蛾用土牛膝、牛乳汁口服，提脓加笋尖和野肥皂根皮，漏管形成用飞来鹤根，乳疾加橘叶，流注加鱼腥草，喉关不开用壁钱、瘿瘤之疾加鸡腿根（翻白草），肝气郁结加地珍珠和紫背天葵，四肢加桑枝。上肢加桂肢，下肢加牛膝，防筋缩加鹿筋等。

② 分春夏秋冬四季加减。

③ 主要功效：理气和营、健胃宽中，扶助正气，防病患于未然。

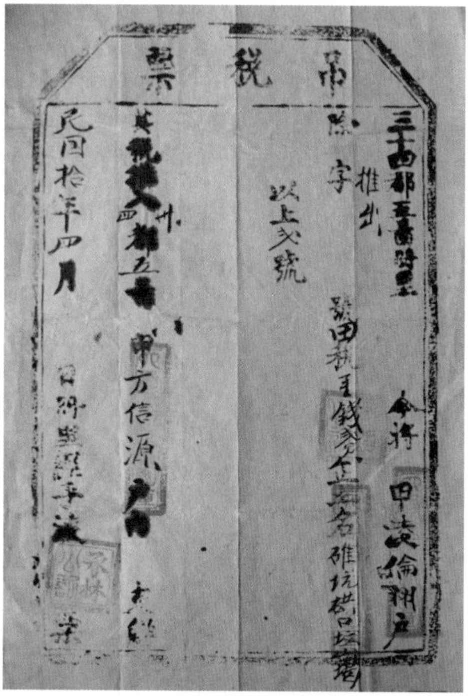

野鸡坞外科行医税票

“野鸡坞外科末药”对于当代的疾病诊疗与养生保健具有重要的价值，是新安医学的标志性品牌和重要的文化资源，可以展现新安地域的文化魅力，具有重要的展示、宣传、旅游等价值。

然而，由于时间久远、时代变迁等各种原因，野鸡坞外科所存的医籍手稿、家族器物、处方真迹等遗失颇多，兼之现代社会经济、科技、文化的急剧变化，整个中医学面临着“中医西化”“后继乏人”的局面。除此之外，新安道地药材资源短缺，品种不全，使得野鸡坞外科末药面临资源严重不足，野鸡坞外科的生存与发展空间也急剧萎缩。这造成了新安医学在一定时期内呈现出集体衰落的趋势，地方特色逐渐淡化、消失，人才严重匮乏，野鸡坞外科第九代传承人方洪生甚至被认为是“最后一代”新安医学的代表人物。好在国家及时重视传统文化的传承发展，各级政府出台多项政策扶持，野鸡坞外科第十代传承人方雯清得以在良好的外部环境中成长。

歙南野鸡坞外科之方圆山庄

歙南野鸡坞外科历代传承行医场所——方圆山庄，位于歙南上野鸡坞。门前墙面悬挂着“安徽省非物质文化遗产”字样的木匾，房屋临村巷的屋角呈圆弧形，在本地俗语中叫“转弯抹角”，体现的正是徽州传统文化中和谐、宽容、大度的人文理想。

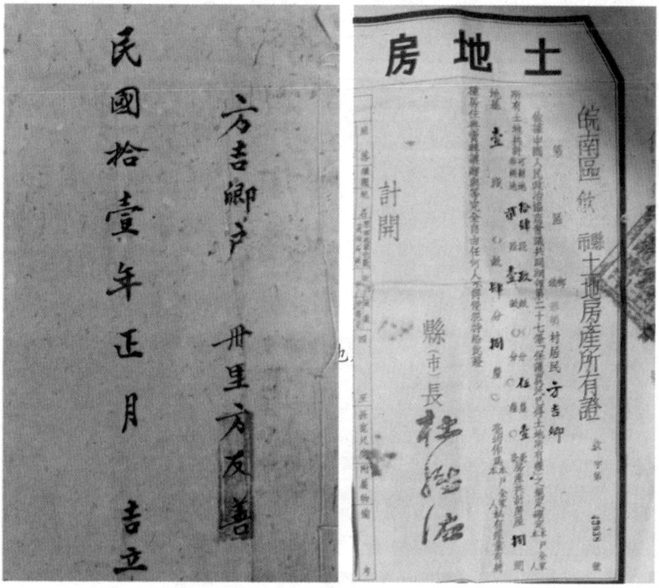

方圆山庄土地房产所有证

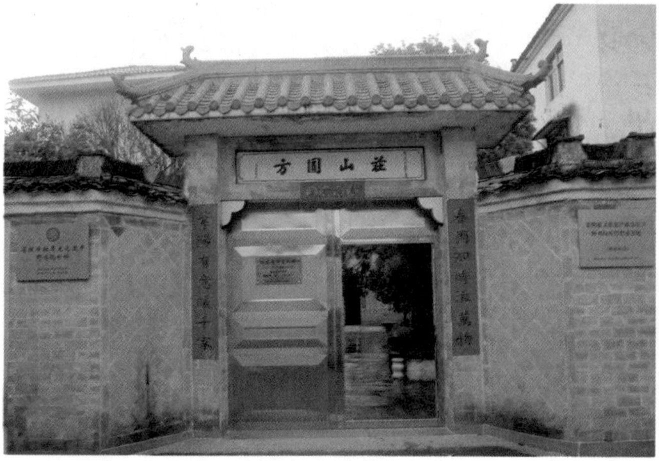

方圆山庄外观

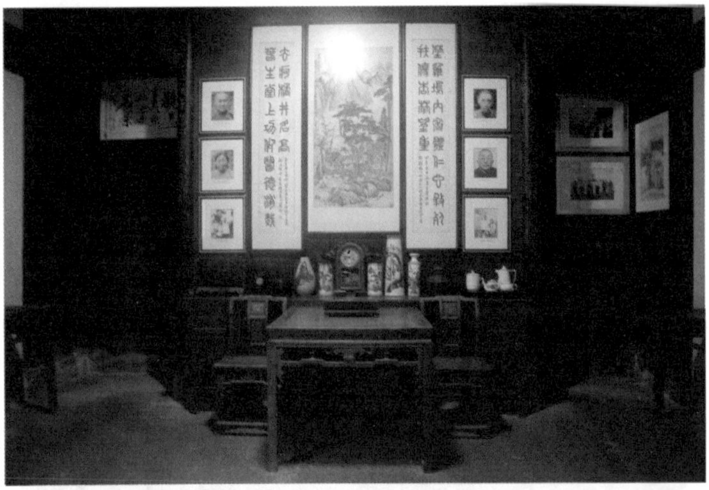

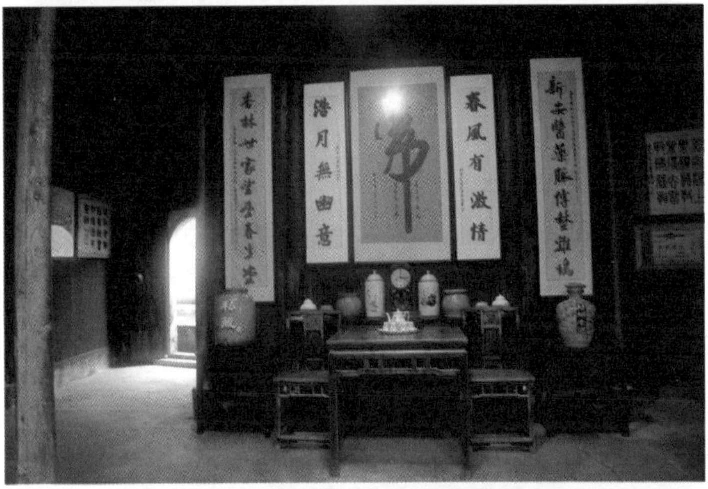

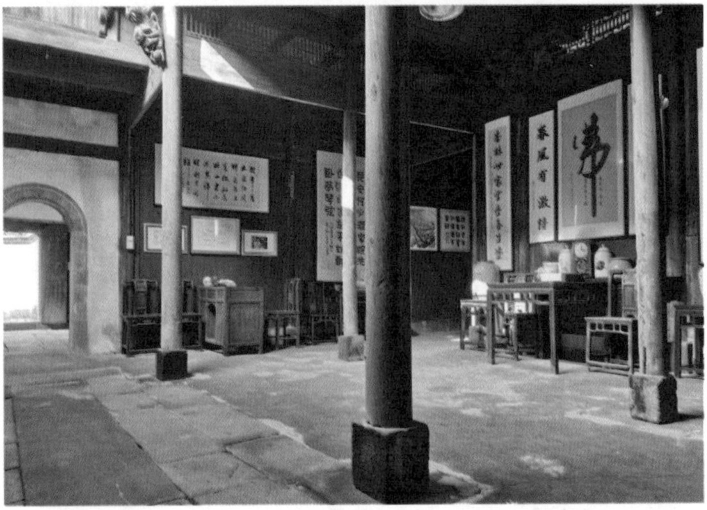

方圆山庄内景

歙南野鸡坞外科与茶之渊源

明末万历至天启年间，“尝入黄山，筑室白龙潭上，七年备尝野蔬诸味”的鲍山编著了三卷本《野菜博录》，上卷、中卷为草部，下卷为木部，著录草木435种(《四库全书》编选为438种)。查明确可做茶的有茶树柯、山茶科、女儿茶、菊花等4种，其中“茶树柯”注云：一名茗，一名荈。树柯丛生，大小类枝子叶。春初生芽，作细茶叶；长半寸余，作粗茶。味苦，性寒，无毒。食法：采嫩叶焙作茶，烹去苦味，二三次，水淘净，油盐姜醋调食。

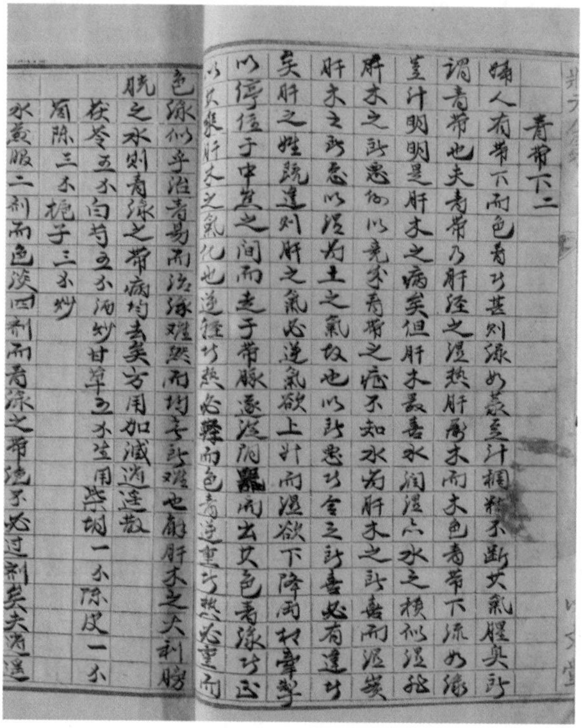
青带下二
妇人有带下而色青者甚则绿如绿豆汁稠粘不断其氣腥臭所
谓青带也夫青带乃肝经之湿热肝属木而木色青带下流如绿
豆汁明明是肝木之病矣但肝木最喜水润湿亦水之积似湿非
肝木之所恶何以竟成青带之症不知水为肝木之所喜而湿实
肝木之所恶以湿为土之氣故也以所恶者合之所喜必有违者
矣肝之性既违则肝之氣必逆氣欲上升而湿欲下降两相牵掣
以停住于中焦之间而走于带脉遂从阴器而出其色青绿者正
以其乘肝木之氣化也逆轻者热必轻而色青逆重者热必重而
色绿似乎治青易而治绿难然而均无所难也解肝木之火利膀
胱之水则青绿之带病均去矣方用加减逍遥散
茯苓五钱 白芍五钱酒炒 甘草五钱生用 柴胡一钱 陈皮一钱
茵陈三钱 栀子三钱炒
水煎服二剂而色淡四剂而青绿之带绝不必过剂矣夫逍遥

野鸡坞外科临证手稿

鲍山自称香林主人，字在齐，一字元则，徽州府歙县人，诸友忆其生平，少游太学，弱冠即归，明万历三十八年(1610)入黄山，肄业七载，其间从天都社友潘稚春得朱橚《救荒本草》，并参考姚可成《救荒野谱》、王磐《野菜谱》、孙星衍和孙冯翼辑录《神农本草经》、李时珍《本草纲目》等，编就《野菜博录》一书。鲍山在自序中曾写道："每过普门师道场，见诸方游释多采根芽花实茎叶，供终日餐。因随叩索，备尝之，而识所未识者若干种。……虽性有温平寒热之异，味有甘苦辛酸之殊，皆清利爽口，总之宜人，此尤澹泊者之所怡情，其于腥膻之味，直将唾弃之矣。矧夫疗医以愈疾，备荒以赈饥，种种藉是，益知草木之功，足以广仁爱，而佐粒食于不穷也已。"

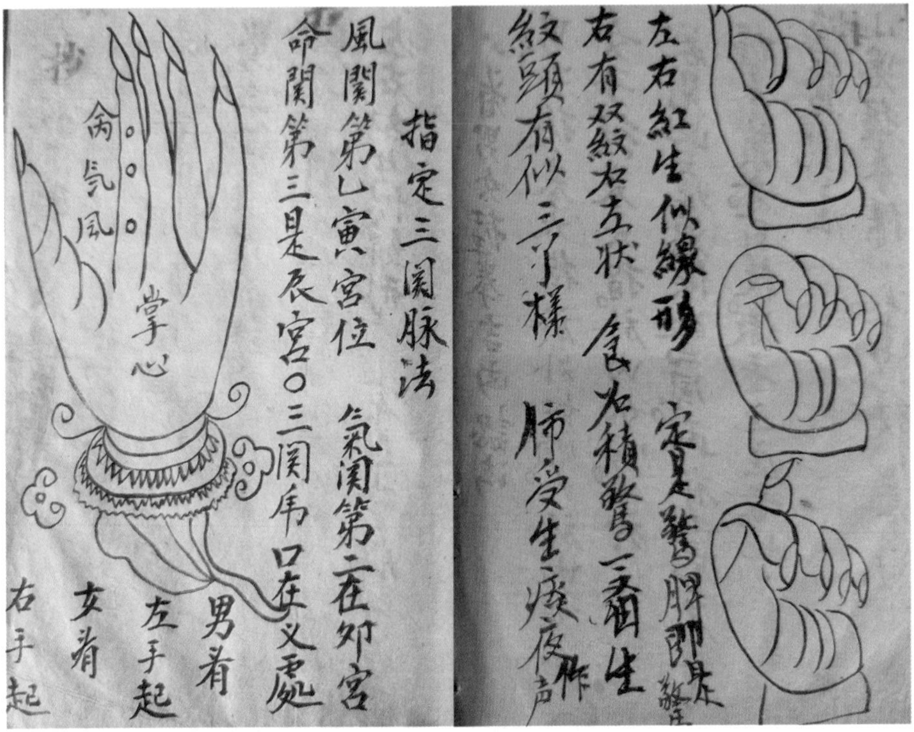

歙南野鸡坞外科历代临证手稿

黄山茶一般生长在海拔1000米上下的高山，受云雾、山泉滋养，无论在饮用还是入药方面，都可称冠绿茶。黄山云雾茶的名声也不胫而走。处于徽杭古道要隘的歙南野鸡坞，在清乾隆年间出一名医方国梁。按家谱记载，方国梁自幼习书弄文，无奈科举失意，乃避隐徽杭古道边，设摊卖茶，研读医书，搜集民间单验方，以茶祛渴、以茶益气，或与中草药配伍，主治跌打损伤、无名肿毒。方国梁的名声响遍徽州和睦州，创立了世代相传的野鸡坞外科。而他所用之茶，来自徽乡特产，在徽州的高山云雾之中，培育出的茶尤为清香醇厚，回味绵长。

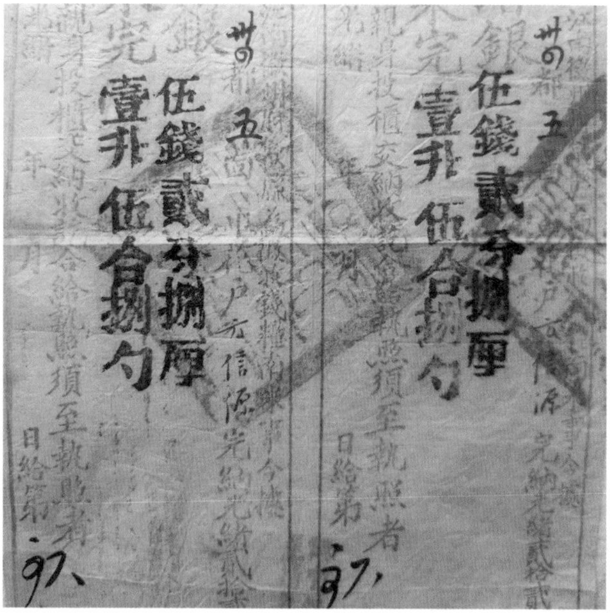
卅四都五

伍錢貳分捌厘

壹升伍合捌勺

歙南野鸡坞中医外科行医执照税票

方国梁的玄孙方家万(字德章,号益万)在洪琴开设“春生堂”药店,所著《德章祖传外科秘书》精于外科而有发挥,临证用药尤为独到,配制的方剂巧用单味引经药,能治多种疑难杂症。为寻一味地道的绿茶做药引,他不仅遍读本草药典,还跋山涉水,根据耳闻线索亲赴产区比对。经多年苦寻、多方摸索,鲍山《野菜博录》里提及的黄山茶最终呈现在他的案前。海拔千米以上的高山,山泉和云雾滋养的树种,素以“黄山云雾茶”传名的茶叶,被记入他的临证笔录。野鸡坞医案称:茶,苦甘微寒,下气消食,去痰热,除烦渴,清头目,醒昏睡,解酒食油腻烧灸之毒,利大小便,多饮消脂寒胃。酒后饮茶,引入膀胱肾经,患瘕疝水肿,空心亦忌之。陈细者良,粗者损人。

方家万找到了满意的茶叶,终可援为引药,配制出了独家验方,在治病调理上也有意想不到的奇效。百年来,药方一直被小心翼翼地保存、流传,仅能少量配制。传至第九代传承人方洪生,在茶叶基地试验的基础上,得以规模化承制,形成如今的“洪通”商标。

然而,这被记入医案、作为药引的黄山云雾茶究竟产自哪里?2021年冬天,一个天气晴朗、适于野外探寻的日子，由熟知地理且在黄山风景区工作的施春生、关德军等老师引导，国家茶叶产业技术体系土壤肥料岗位科学家、安徽省农科院茶叶研究所所长廖万有与方洪生同行，进入温泉景区的原始林木区，在观瀑亭侧前方的山坡，寻到一片古茶树群。廖所长经测量和取样，初步考察结果显示，该古茶树群为地方群体种——黄山大叶种，连片茶棵30棵以上，主干枝长度（高度）200 cm左右，主干枝茎围均大于10 cm，其中主干枝茎围大于20 cm的茶棵有15棵左右，主干茎围大于25 cm的茶棵有5棵左右，初步估计该茶树群的树龄均在百年以上。其叶片质地和形态，与方家万做引的“黄山云雾茶”相符。

方洪生旋即对比资料，通过研究祖传医典，得知养生绿茶品种为古老的大叶种茶树，其生长海拔高度不一，气候、降雨、温度、湿度、土壤、光照、地温、生长周期等方面均可深刻影响茶叶的品质。茶树的生长发育和繁衍以及有规律的生命活动，都要通过内在的机制调节、物质代谢去实现。这个过程受种系遗传因素控制，也与外界环境条件密切相连。高山气候相对较温和，气温较低，有利于茶树氮素的代谢，从而形成较多的蛋白质和氨基酸等含氮化合物，使茶味更加鲜爽。茶树的碳素代谢也比较缓慢，形成的茶多酚等糖类化合物含量不高。海拔较高的茶园，昼夜温差大，还有利于茶树氮磷物质的代谢，加快体内循环，促进茶树生长。白天光合作用积累的有机物质多，而夜间温度低呼吸作用消耗少，茶树中有机物积累多，成茶品质中水浸出物含量高，茶汤浓度好。

绿茶可以提神明目、清热解毒、消食减肥、利水疗疮、祛风祛痰，常饮养生绿茶有预防疾病、延年益寿的功效。大叶种老茶树叶具有降血脂、降胆固醇、防治糖尿病、高血压等特点。

饮用绿茶的好处多，但绿茶并非适合所有人群。方洪生在养生茶制作过程中，也标注出饮用绿茶要注意的一些禁忌。比如，不要空腹喝茶、忌喝隔夜茶，也不要用绿茶水服药，因为茶水可解药性；老年人、肝病患者、低血糖患者、尿结石患者、肠胃病患者和感冒发烧者最好不要饮用浓绿茶。此外，女子在经期、怀孕和哺乳期不宜喝绿茶。

后　记

从八九岁开始，在父亲的督导下，我每天早晚都要熟读家传医典、背诵汤方口诀、临习毛笔书帖，无论阴晴寒暑，从不间断，打下了童子功。于是我对野鸡坞外科从懵懂了解上升为理论认知，也渐渐萌生了传承家学的想法。对我而言，传承和应用家学有一种使命感和紧迫感。历时数年，在女儿方雯清的协助下，我们祖传的医典以《歙南野鸡坞医案》为题，经过成系列的整理、编选，终于付梓，使野鸡坞医学终能传播于社会、造福于社会，这也了却了我多年的心愿。

新安方氏源出中原名门，因唐中晚期长期战乱，被迫迁入新安山中，分族定居。明末文坛大家钱牧斋著《新安方氏伯仲诗序》，记录了与新安方望子的友谊，感叹“二方子之诗，无流僻，无噍杀，滲滲乎其音也，温温乎其德也”。野鸡坞外科的方氏，正是出自这样的谦儒门第。

野鸡坞外科自先祖方国梁创立，迄今已250余年，接续传承十代人。方国梁，字士益，生于清康熙五十五年(1716)，卒于嘉庆四年(1799)。幼年苦读经书，因科举失意，独自迁至崇山峻岭的徽杭古道旁，以设茶栈谋生，因地荒僻，俗称“野鸡坞”。方国梁善学，广泛搜集民间草药单方，勤读《医宗金鉴》《外科正宗》等医学专著，售卖茶水之余兼治跌打外伤，终于乾隆三十年(1765)自立门户，开创野鸡坞外科一脉。传承至玄孙方家万，兼容并蓄，以“春生堂”药店闻名江南，坐堂行医，精研药理，其总结的膏方、研制的药茶造福乡梓，成就和贡献载入《新安名医辞典》。

《歙南野鸡坞医案》分上、下两编，上编是我作为非遗传承人，多年来研读医著、行医的心得小结，下编为我和女儿方雯清整理精选的野鸡坞医学典籍影印件。领导和亲友长期以来的关怀、关注，使我在新安医学的传承发扬上获得了一点小成绩，并不断得到大家的鼓励和支持。这部《歙南野鸡坞医案》编讫，感谢中共黄山市委常委、宣传部长徐德书百忙之中抽空作序，从医学发展的高度给予我鼓励；在编辑整理的过程中，感谢家人理解、协助，在日常工作、生活中为我分担忧愁。这里尤其要提一笔，女儿方雯清虽年纪不大，目前正就读于福建中医药大学，已甘于寂寞，承袭野鸡坞正脉，夯实医学理论和实践基础，使道脉薪传成为现实。

千言万语诉不尽感激之情。因为对医学文献进行了梳理解读，新安医学的传承才能得到更多人的理解；因为有社会各方面的支持，我们的这本书才有机会能为更多人造福……

期望这本书能为新安医学的传承和发展添砖加瓦。

方洪生

歙南野鸡坞外科第九代传承人

2022年5月25日